Doris Iding

Yoga
gegen Ängste

Dem Körper vertrauen
und den Geist stärken

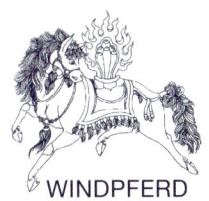

WINDPFERD

Wichtige Hinweise

Yoga ersetzt keine psychotherapeutische oder fachärztliche Behandlung. Es kann eine flankierende Maßnahme darstellen, wenn es um die Behandlung von Ängsten geht. Sprechen Sie sich am besten mit dem Sie behandelnden Psychotherapeuten, Facharzt oder Yogalehrer ab.

Der Inhalt dieses Buch ist für Interessierte und zur Weiterbildung gedacht. Autor und Verlag keinerlei Haftung für Schäden, die direkt oder indirekt aus der Anwendung oder Verwendung der Angaben in diesem Buch entstehen.

1. Auflage 2014

© 2014 Windpferd Verlagsgesellschaft mbH, Oberstdorf

Alle Rechte vorbehalten

Umschlaggestaltung: Markus Kuhn, KplusH, Agentur für Kommunikation und Design, CH-Amden

Covermotiv © Shutterstock

Lektorat: Sylvia Luetjohann

Layout und Satz: Marx Grafik & ArtWork

Fotos im Innenteil: Buero Formart

Yogaübungen: Sara Tamburini

Gesetzt aus der Warnock Pro · Druck: Himmer AG, Augsburg

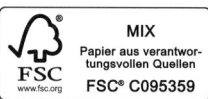

Printed in Germany

ISBN 978-3-86410-079-6

www.windpferd.de

Inhalt

Om Asato ma Satgamaya
Tamaso ma Jyotir gamaya
Mrityor ma Amritam gamaya

Führe mich von der Unwirklichkeit zur Wirklichkeit.
Führe mich aus der Dunkelheit ins Licht.
Führe mich vom Tod zur Unsterblichkeit.

Vorwort

*Selbsterkenntnis ist der Anfang von Weisheit,
die das Ende der Angst bedeutet.*
JIDDU KRISHNAMURTI

Als vor drei Jahren mein Buch *Die Angst, der Buddha und ich* erschien, in dem ich über den Ausbruch meiner persönlichen Angsterkrankung und mein Bemühen, diese zu überwinden, geschrieben habe, war die Resonanz darauf sehr groß. Viele Briefe und Mails von Lesern erreichten mich. Betroffene Menschen, die unter unterschiedlichen akuten oder chronischen Angsterkrankungen litten, baten mich um Hilfestellungen in Form von Übungen, die es ihnen selbst leichter machen würden, mit ihren Ängsten umzugehen. Vor diesem Hintergrund ist das vorliegende Buch entstanden.

Es enthält solche Atemübungen, Asanas und Meditationen, die sich nach dem heutigen Stand der Forschung nachweislich im Umgang mit alltäglichen Sorgen und belastenden Ängsten als hilfreich erwiesen haben. Sämtliche Übungen tragen also dazu bei, das Nervensystem zu stabilisieren – und zwar in der Form, dass sie über den Körper den Geist beruhigen. Auf der CD finden Sie auch noch drei angeleitete Meditationen, die Sie darin unterstützen, eine Achtsamkeitsvorlenkung vorzunehmen. Manchmal ist es einfacher, wenn uns jemand in Momenten der Angst zur Seite steht und uns durch eine Meditation hindurch führt. Die drei ausgewählten Übungen haben sich hier als besonders wirksam gezeigt.

Aber auch mir selbst haben alle die hier aufgeführten Übungen im Umgang mit meinen Ängsten geholfen. Auch Kursteilnehmer, die meine Yogaseminare besuchen, haben von den Übungen profitiert, weil sie sich dadurch sowohl im Körper als auch im Geist entspannen konnten und ihren alltäglichen Sorgen und belastenden Ängsten gegenüber gelassener reagieren konnten.

Allerdings wirken die Übungen nur, wenn man sie regelmäßig übt und damit einhergehend und langfristig eine entsprechende Denk- und Verhaltensänderung im Alltag vornimmt.

Die Mühe, jeden Tag auf die Yogamatte zu gehen, um dort Asanas und Atemübungen zu praktizieren, lohnt sich aber genauso wie die Mühe, eine gewisse Achtsamkeit im Umgang mit festgefahrenen Gewohnheiten und Gedanken im Alltag zu entwickeln. Denn nur so können wir eine Distanz zu unseren Ängsten entwickeln.

Überzeugen Sie sich selbst und probieren Sie es aus! Früher oder später werden Sie feststellen, dass Sie auf Gedanken oder Situationen, die Ihnen normalerweise Angst machen, gelassener reagieren und Ihre Ängste Ihnen nicht mehr so zusetzen werden.

Auf diesem Weg – weg von der Angst, hin zu einem selbstbestimmten Leben – wünsche ich Ihnen viel Leichtigkeit, Freude und Zuversicht.

Doris Iding

Einleitung

Beherzt ist nicht, wer keine Angst kennt.
Beherzt ist, wer die Angst kennt
und sie überwindet.

KAHLIL GIBRAN

Yoga in seiner ursprünglichen Ausrichtung hat das Ziel, den Menschen zu entspannen, über den Geist zu beruhigen und dem Übenden infolgedessen zu innerem Frieden zu verhelfen. Genau dieses Ziel wird in letzter Zeit von zahlreichen Untersuchungen bestätigt, die von kleinen Instituten und namhaften Universitäten durchgeführt worden sind: Die Yogapraxis, egal ob Körperübungen, Meditationen oder Atemübungen, die zu einem bewussten Umgang mit unseren Gedanken, Gefühlen und Körperempfindungen führt, unterstützt unsere Selbstheilungs- und Selbstregulierungskräfte in einem erheblichen Maße und sorgt auf der ganzen Linie für mehr Wohlergehen. Regelmäßig geübt, lindert Yoga – was ebenfalls entsprechend bestätigt ist – körperliche Beschwerden, wie unter anderem Rückenprobleme, Menstruationsbeschwerden und Rheuma. Die Yogapraxis kann uns aber auch dabei helfen, besser mit alltäglichen Sorgen oder mit belastenden Ängsten wie Phobien, Panikattacken oder einer generalisierten Angststörung klarzukommen.

Yoga als ganzheitliches System angewandt, das heißt, Körper, Geist und Seele gleichermaßen mit in die Praxis einbezogen, setzt bei den Ursachen an, nicht bei den Symptomen. Und wer gleichmütig, geduldig und regelmäßig praktiziert, darf viel erwarten: Überwindung von alltäglichen Sorgen und Erleichterung bei belastenden Ängsten und in der Folge davon einen gelassenen Geist und einen entspannten Körper.

Allerdings macht sich die heilende Kraft von Yoga nicht sofort bemerkbar, sondern diese braucht Zeit! Nur langsam können wir alte destruktive Denkmuster im Geist verändern, unsere Atmung nachhaltig vertiefen und das Nervensystem langfristig beruhigen. Nur durch regelmäßigen Besuch eines Yogaunterrichtes und regelmäßige Praxis zu Hause sind alltägliche Sorgen und belastende Ängste natürlich nicht wie durch ein Wunder aus unserem Leben gebannt. Aber wir können lernen, bewusst mit ihnen umzugehen und uns nicht mehr vollkommen von ihnen einnehmen zu lassen. Durch eine intensive Yogapraxis können wir mit alltäglichen Sorgen achtsamer umgehen lernen, etwa damit, ob das Geld bis zum Ende des Monats reicht, oder aber mit belastenden Ängsten, wie zum Beispiel krank zu werden oder zu sein. Einfach aussehende Übungen, wie „Der Baum", „Der Krieger" oder „Der Bogen", können uns den Boden unter den Füßen wieder ebnen, wenn alltägliche Sorgen oder belastende Ängste ihn uns genommen haben. Spezifische Pranayama- und Meditationsübungen beruhigen das Nervensystem und entspannen den Geist, wenn dieser sich nicht mehr bändigen lassen will.

Was Ihnen dieses Buch bietet

Nur das Unbekannte ängstigt den Menschen.
Sobald man ihm die Stirn bietet,
ist es schon kein Unbekanntes mehr.
ANTOINE DE SAINT-EXUPÉRY

Dieses Buch bietet Ihnen ein Handwerkszeug, das Ihnen einen heilsamen Umgang mit alltäglichen Sorgen und belastenden Ängsten möglich macht. Es besteht aus:

Hintergrundwissen

Sie lernen, abgrenzend zu alltäglichen Sorgen, die jeder Mensch im Alltag erfahren kann, verschiedene belastende Ängste kennen, die unsere Lebensqualität entscheidend einschränken können. Sie erfahren viel über die heilende Wirkung von Yoga auf Ihren Körper, Ihren Geist und Ihr Gehirn und wie all das Sie darin unterstützen kann, besser mit alltäglichen Sorgen und belastenden Ängsten umzugehen.

Die Übungssequenz „Der Angst ein Lächeln zeigen"

Das Herzstück dieses Buches bildet eine Yogaeinheit, die Sie nach Möglichkeit täglich mit Achtsamkeit und Hingabe ausführen sollten. Die Übungen dieser Sequenz haben sich im Umgang mit Ängsten bei mir persönlich und auch bei meinen Kursteilnehmern bewährt. Sie können auch Ihnen dabei helfen, Selbstvertrauen zu gewinnen und Zugang zu Ihren eigenen Ressourcen zu finden.

Diese Yogaeinheit besteht bewusst aus solchen Übungen, bei denen es erwiesen ist, dass sie gleichermaßen beruhigend und stärkend auf das Nervensystem wirken. Sie sorgen dafür, dass Sie mehr zur Ruhe kommen und Ihren Ängsten stabiler, selbstbewusster begegnen und dadurch lernen, konstruktiver mit ihnen umzugehen.

Ein Notfallkoffer

Sie erhalten einen sogenannten „Notfallkoffer" mit zehn wirksamen Übungen, die Sie in kritischen Situationen anwenden können, in denen alltägliche Sorgen und belastende Ängste Sie ins Straucheln bringen. Jede einzelne hilft Ihnen dabei, die innere Wahrnehmung zu schulen, den Geist zu sammeln und das Nervensystem zu beruhigen. Dadurch werden Sie bewusster, stärker und mutiger und gewinnen wieder an Selbstvertrauen.

Aspekte der Yogaphilosophie

Durch verschiedene Aspekte der yogischen Philosophie erfahren Sie, wie der Yoga Angst definiert, was Sie tun können, um sie im besten Fall zu überwinden oder zumindest besser mit ihr leben zu können. Durch die zeitlose Weisheit der Yogalehren können Sie sich inspirieren und darin unterstützen lassen, Ihre eigene Mitte zu finden, gelassener zu werden und mehr in sich selbst zu ruhen.

Angeleitete Übungen

Auf der CD finden Sie drei angeleitete Meditationen, die Sie darin unterstützen, zu sich zu kommen, zu entspannen und Abstand zu Ihren Ängsten zu gewinnen.

Gesunde und belastende Ängste

*Wirf deine Angst ab, verlass dich auf deine inneren Hilfsquellen,
vertraue dem Leben, und es wird dir's vergelten.
Du vermagst mehr, als du denkst.*

RALPH WALDO EMERSON

Im Yoga geht man davon aus, dass Angst, die den sogenannten zugeordnet wird, zum Leben gehört. *Jeder* Mensch kann – bedingt durch bestimmte Umstände – früher oder später unter Angst leiden. Das gehört zum Menschsein dazu. Und gleichzeitig ist es möglich, sie zu überwinden beziehungsweise zu lernen, mit ihr zu leben, indem wir Gegenkräfte wie Mut, Gelassenheit, Vertrauen, Selbstvertrauen, Hoffnung, Demut, Glaube und Liebe kultivieren. Mut entwickeln wir, indem wir an die Orte gehen, vor denen wir uns fürchten. Vertrauen gewinnen wir, wenn wir nach den Wurzeln der Angst suchen, sie finden und erfahren, wie sie dadurch an Macht verlieren. Dadurch werden wir gelassener im Umgang mit ihr und können mehr Selbstvertrauen entwickeln und Hoffnung für die Zukunft schöpfen.

Da Angst zum Leben gehört, ist es verständlich, dass etwa unterschiedliche Epochen oder unterschiedliche Regionen ihre eigene Form von Angst ausbilden. Während man im Mittelalter Angst vor der Pest hatte, war es im 20. Jahrhundert die Angst vor dem Kalten Krieg und vor radioaktiven Strahlen nach dem Reaktorunfall in Tschernobyl. Dann kam die Angst vor AIDS und die Angst vor Attentaten.

Menschen in San Francisco haben Angst vor einem Erdbeben, die Bewohner von Passau haben Angst vor einer Überflutung durch das Hochwasser der Donau. Die Weltgemeinschaft hat Angst vor dem Verfall des Euro, vor Krieg und vor dem Klimawandel. Darüber hinaus ist Angst – ähnlich wie andere Gefühle – auch ansteckend, was schamlos von den Medien ausgenutzt wird, weil sie die Ängste gerne schüren. Je angsteinflößender die Inhalte, desto höher die Verkaufszahlen der Zeitschriften und Zeitungen.

Gleichzeitig jedoch geben Ängste – egal ob individuell oder kollektiv – auch die Möglichkeit, Umstände immer als eine Chance zu nutzen und weiter gefasst das Bewusstsein zu wandeln. Sie fordern uns auf, unser Leben – des einzelnen und der Gemeinschaft – zu überdenken und gegebenenfalls zu verändern.

Angst in einem gesunden Maße gehört auch zu der Entwicklung eines *jeden* Menschen. Kleinkinder haben Angst, wenn die Mutter aus dem Zimmer geht. Schulkinder haben Angst vor schlechten Noten, Jugendliche vor dem ersten Kuss. Menschen mittleren Alters fürchten um ihren Arbeitsplatz und ältere Menschen haben Angst vor Demenz und davor, ihre Selbstständigkeit zu verlieren. Jede neue Herausforderung im Verlauf eines Lebens wird also von Aufregung und Angst begleitet, weil jede Lebensphase eine Veränderung bedeutet, einen Schritt ins Unbekannte, ins Neue. Während Aufregung uns belebt und inspiriert, kann ein Zuviel an Angst uns lähmen und blockieren. Bedrohlich wird Angst erst, wenn sie einen Menschen in seiner Handlungsfähigkeit über die Maßen einschränkt. Wird Angst zu einem großen Hindernis, sollte man Hilfe aufsuchen, mit dem Bewusstsein, dass es nichts Schlimmes ist, dass man unter Angst leidet. Ist Angst hingegen in einem normalen Maße ausgeprägt, darf man dankbar sein, weil sie ein Zeichen von Gesundheit ist.

Gesunde Angst

Die Angst ist, ähnlich wie Freude, Trauer, Wut und Liebe, ein grundlegendes natürliches menschliches Gefühl. Für das menschliche Überleben spielt sie sogar eine zentrale Rolle: Sie warnt uns vor Gefahren und macht es uns möglich, gegebenenfalls durch eine blitzschnelle Reaktion auf eine Gefahr zu reagieren. Die Amygdala, jener kleine mandelförmige Bereich im Mittelhirn, ist für die Angst zuständig und sie reagiert geradezu übereifrig auf alles im Außen, was den Anschein von Gefahr erweckt. Das ist auch ihre Aufgabe, denn wenn wir bedroht werden oder uns in einer lebensgefährlichen Situation befinden, ist unmittelbares Reagieren gefordert. Das können wir nur, wenn die Amygdala aktiv ist. Wird die Amygdala durch eine Gefahr aktiviert, verbindet sie sich sofort mit dem Hirnstamm und löst eine unmittelbare körperliche Reaktion aus, die den rationalen Teil des Gehirns umgeht. Diese direkte erste Reaktion passiert blitzschnell, in einem Bruchteil von Sekunden. Das heißt, noch bevor wir uns versehen und überhaupt realisieren, ob es sich vor uns zum Beispiel wirklich um eine bedrohliche Person handelt, ist unser gesamter Organismus alarmiert und wir befinden uns bereits in einer Flucht- oder Kampfreaktion. Würden wir erst lange darüber nachdenken, ob etwas wirklich bedrohlich für uns ist oder nicht, wären wir bereits tot, noch bevor wir zu einer Entscheidung gekommen sind. In dieser Kampf- und Fluchtreaktion reagiert der Körper sofort und schaltet alle Funktionen herunter, die gerade nicht gebraucht werden, wie zum Beispiel die Verdauung. Alles, was jetzt aber wichtig ist, wird aktiviert: Gehör- und Sehsinn werden geschärft, die Muskeln spannen sich an. Herzfrequenz, Atmung und Blutdruck nehmen zu, und wir beginnen zu schwitzen und zu zittern. Die körperlichen Reaktionen auf Angst sind in ihrer Ausprägung jedoch unterschiedlich. Ist die Bedrohung vorbei, sollten die Symptome wieder verschwinden.

Verschiedene Formen von belastenden Ängsten

Bleiben die Symptome jedoch bestehen, kann Angst uns über das normale Maß hinaus beeinflussen. Es gibt Menschen, die haben das Gefühl, dass die Angst sie vollkommen in den Klauen hat. Sie sind völlig damit identifiziert und erkennen in dem Moment nicht, dass es nur *ein* Teil ihrer Persönlichkeit ist. Es ist wichtig zu erkennen, dass wir viel mehr sind und in anderen Kontexten auch ganz andere Anteile unserer Persönlichkeit mobilisieren können. Yoga kann sehr behilflich dabei sein, mit diesen Anteilen in Kontakt zu kommen. Nimmt die Angst vor etwas oder um etwas aber einen so großen Stellenwert in unserem Leben ein, dass sie zu einer Belastung wird, dann wird eine regelmäßige Yogapraxis nicht ausreichen. Das Gleiche gilt, wenn der Großteil unserer Gedanken im Verlauf eines Tages nur um die Angst kreist. Dann, so rät Prof. Dr. Borwin Bandelow, ist es an der Zeit, einen Psychiater aufzusuchen.[1]

Die häufigsten Erscheinungsformen von belastenden Ängsten sind:

Phobien

In diesem Fall werden Ängste durch harmlose Situationen oder Objekte hervorgerufen, die dann von dem Betroffenen gemieden oder voller Angst ertragen werden. Bekannt ist zum Beispiel die Spinnenphobie. Diese Form der Angst ist subjektiv und physiologisch. Sie reicht von leichtem Unbehagen bis hin zu panischer Angst, die das Leben des Betroffenen maßgeblich einschränken kann. Phobien beziehen sich meist auf ein bestimmtest Objekt, beispielsweise eben Spinnen. Eine Phobie ist klar abgegrenzt, wie zum Beispiel vor Spinnen und nicht vor Käfern.

Viele Phobien haben ihren Ursprung in der Kindheit, werden aber oftmals jahrzehntelang nicht bemerkt. Wie sehr ein Mensch von einer Phobie betroffen ist, hängt davon ab, wie gut er den Auslöser vermeiden kann.

Die soziale Phobie wird oft als Schüchternheit verkannt, weil sie sich durch ein niedriges Selbstwertgefühl und Furcht vor Kritik auszeichnen kann. Sie kann unter anderem Erröten oder Schweißausbrüche auslösen und im schlimmsten Fall dazu führen, dass sich der Betroffene stark aus der Öffentlichkeit zurückzieht. Diese oft krankhafte Störung kann in der Jugend beginnen.

Panikstörung

Bei einer Panikattacke steht das körperliche Empfinden im Vordergrund. Unter Panikstörungen versteht man Angstattacken, die sich nicht auf eine bestimmte Situation beschränken. Eine Attacke kann überall passieren. Meistens gibt es im Vorfeld aber keinen konkreten Auslöser dafür, was dazu führt, dass ein Betroffener sich deshalb häufig für sein Verhalten schämt, nachdem die Attacke wieder vorbei ist. Oft dauern die Attacken nur wenige Minuten an und enden damit, dass der Betroffene fluchtartig den jeweiligen Ort verlässt. Dadurch entsteht die Angst vor der Angst. Das heißt, dass Menschen, die unter Panikattacken leiden, Angst davor haben, eine weitere Panikattacke in der Öffentlichkeit zu bekommen. Wie bei anderen Angsterkrankungen variieren die Symptome von Person zu Person, typisch ist aber der plötzliche Beginn mit Herzklopfen, Brustschmerz, Erstickungsgefühlen, Schwindel und Entfremdungsgefühlen. Meistens entsteht sekundär die Furcht zu sterben, die Furcht vor Kontrollverlust oder die Angst, wahnsinnig zu werden.[2]

Die generalisierte Angststörung

Die davon Betroffenen haben eine verallgemeinerte und anhaltende Angst, die sich nicht auf eine bestimmte Situation beschränkt, sondern sie ist frei flottierend. Die Symptome sind unterschiedlich, doch Beschwerden wie ständige Nervosität, Zittern, Muskelspannung, Herzklopfen oder Oberbauchschmerzen gehören zum Erscheinungsbild. Menschen, die unter einer solchen Störung leiden, befürchten, dass sie selbst oder ein ihnen nahestehender Mensch bald sterben oder verunglücken wird, sie bald die Kündigung erhalten werden oder sich ein anderer Schicksalsschlag ereignen wird. Sie haben mindestens über mehrere Tage oder mehrere Wochen, meist aber mehrere Monate lang Angst, dass etwas passieren könnte. Generalisierte Ängste werden oft als ein diffuses Gefühl erfahren.

Der Yogaweg aus der Angst

Ob wir nun an alltäglichen Sorgen leiden oder ob belastende Ängste uns das Leben schwer machen: Es gibt Möglichkeiten, so bewusst mit ihnen umzugehen, dass sie uns nicht konstant beherrschen. Dies bestätigt mittlerweile auch die Gehirnforschung.

Angst und die Gehirnforschung

Unser Gehirn wird in verschiedene Bereiche unterteilt, die sich erst im Laufe der Evolution nach und nach entwickelt haben. Ein Bereich des Gehirns ist für Selbstreflexion und Bewusstsein zuständig. Er unterstützt uns darin, Situationen mit Abstand zu betrachten und Gefahren realistisch einzuschätzen. Ist eine Angst akut, dann ist die Verbindung dazu allerdings blockiert. Im Zustand der Angst ist das übererregte Gehirn nicht mehr in der Lage, souverän und sinnvoll zu reagieren. Passiert etwas vollkommen Unerwartetes, was uns bedroht, werden besonders die komplexen Fähigkeiten in dem entsprechenden Areal blockiert, wobei der Bildungsgrad des Betroffenen keine Rolle spielt. So können ein Universitätsprofessor und ein Hauptschulabgänger gleichermaßen kopflos reagieren, wenn ihr geliebtes Kind in Gefahr ist.[3] In einer solchen Situation entsteht der sogenannte Tunnelblick, der zunächst nützlich ist. Er hilft, alle möglichen Reserven zu aktivieren, um Unwichtiges auszublenden und zum Beispiel das geliebte Kind aus dem See zu retten. Immer wieder hört man erstaunliche Geschichten darüber, dass in lebensbedrohlichen Situationen automatisch richtig und völlig geistesgegenwärtig gehandelt wurde. Problematisch hingegen wird es, wenn der Tunnelblick auch dann noch aufrechterhalten bleibt, wenn die bedrohliche Situation bereits vorbei ist. Dieser Blick verhindert, dass wir mögliche Lösungen wahrnehmen oder flexibel bleiben. Stattdessen fühlen wir uns wie paralysiert und haben unser Augenmerk nur auf die Angst gerichtet. Dann sind wir nicht mehr in der Lage, die Situation adäquat einzuschätzen und zu sehen, was gerade wirklich passiert.

Heilerfolge durch Yoga

Forschungen haben gezeigt, dass Achtsamkeitsübungen und Meditationen nicht nur Verschaltungen im Gehirn vergrößern, sondern auch, dass durch eine regelmäßige Praxis die messbare Anzahl von Nervenzellen im Bereich des präfrontalen Cortex um 5 bis 10 % wächst.[4] Regelmäßig angewandt, können Yoga und die dazu gehörigen Achtsamkeitsübungen und Meditationen uns also dabei helfen, unser Gehirn zu verändern, unseren Blick wieder zu öffnen und uns darin unterstützen, in Kontakt zu kommen mit unseren Selbstheilungskräften, um so ein akutes Ungleichgewicht zu überwinden oder ein chronisches Leid zu lindern. Auch hierzu werden derzeit zahlreiche Forschungen durchgeführt. Eine davon verglich drei Interventionen von je acht Wochen Dauer, bei der die eine Gruppe Yogaübungen machte, die andere Autogenes Training und die dritte Gruppe ein achtwöchiges Meditationsprogramm durchführte. Der Hippocampus, jener Bereich, der für Lernprozesse sowie für die emotionale Verarbeitung von Informationen zuständig ist, wies bei allen drei Gruppen nach Beendigung der absolvierten Programme eine Vergrößerung auf. Einen Monat nach Beendigung des Programmes wurden weitere Messungen durchgeführt, die aufzeigten, dass Yoga den nachhaltigsten Effekt hatte: Wie zu erwarten, war die Gedächtniszentrale nach dem Absetzen der Übungen etwas geschrumpft, aber nicht so sehr wie bei den anderen beiden Gruppen. Die Yogaschüler fühlten sich längst nicht so gestresst wie die Probanden der anderen beiden Gruppen. Für das Forschungsteam auffallend war, dass bei den „Yogis" die Steigerung des Wohlbefindens gleich zu Beginn der Untersuchung einsetzte. Zwei weitere Analysen aus Amerika, die im Jahre 2010 und 2011 durchgeführt wurden, berichteten, dass Pranayama-Übungen, also spezielle Atemtechniken aus dem Yoga, Ängste effektiv lindern.[5]

Auch ich selbst bin immer wieder fasziniert von der heilenden Wirkung der Übungen. Wie oft schon hat die beruhigende Mondatmung, die Sie im Notfallkoffer finden, dazu geführt, dass ich nachts, wenn ich aufgewacht bin, bereits nach ein paar Minuten wieder eingeschlafen bin, nachdem ich die Übung gemacht hatte. Ähnlich positive Erfahrungen haben meine Kursteilnehmer gemacht mit Übungen oder Meditationen, die hier im Buch aufgeführt werden. Tiefgreifende Heilerfolge in Bezug auf Ängste durch Yoga hängen damit zusammen, dass der Yoga – regelmäßig ausgeübt – über den Körper unsere Gefühle beeinflusst. Yoga arbeitet mit und an der Bewegung, der Atmung und dem Bewusstsein. Je mehr diese drei Energiequellen miteinander verbunden werden, desto mehr verstärken sie ihre positive Wirkung. Diese umfassende Wirkung hängt damit zusammen, dass durch bestimmte Atemtechniken und Körperübungen biochemische Vorgänge im Körper ausgelöst werden, die Stresshormone abbauen und verstärkt Glückshormone ausschütten. Dann wird der Geist ruhiger und die Identifikationen mit Körperempfindungen, Gedanken und Gefühlen fallen zunehmend weg.

Über die schon erwähnten Forschungen hinaus haben auch weitere Studien ermittelt, dass Yogaübungen stimmungsaufhellend wirken und einen konstruktiven Umgang mit Stress fördern. Für Letzteres ist unter anderem eine erhöhte Ausschüttung des Botenstoffes Gamma-Aminobuttersäure (GABA) zuständig, der die Erregbarkeit der Nervenzellen im Gehirn dämpft. Erwiesenermaßen steigt die GABA-Konzentration in verschiedenen Gehirnregionen durch Yoga an. Wissenschaftler an der Universität von Boston ermittelten den GABA-Spiegel bei Probanden, die drei Monate lang dreimal die Woche Yoga gemacht haben. Eine Kontrollgruppe traf sich im gleichen Zeitraum zum Walking. Bereits nach wenigen Yogastunden konnte das Forschungsteam bei den Yogapraktizierenden erhöhte GABA-Werte feststellen, und zwar im Thalamus, der Umschaltzentrale für Sinnesreize im Gehirn. Im Vergleich zur Kontrollgruppe waren damit verbunden eine Abnahme der Angstsymptome sowie höheres Wohlempfinden als bei den Walkern.[6]

Der Angst mit einem yogischen Lächeln begegnen

Auch wenn es uns schwerfällt, dem, was uns ängstigt, in die Augen zu schauen, so gibt es Wege aus diesem Dilemma. Einer davon ist neben einer regelmäßigen, achtsamen Yogapraxis die Einbeziehung der yogischen Schriften. Diese begegnen der Angst sehr pragmatisch. Der Yoga rät, Impulsen wie der Angst eine wache und bewusste Aufmerksamkeit entgegenzubringen, anstatt die Augen davor zu verschließen oder wegzulaufen.

Empfehlungen wie diese, die eine ganz konkrete Schulung des eigenen Geistes und der Kontrolle der eigenen Gedanken beinhalten, können uns dahingehend ermutigen, das, was uns Angst macht, zu untersuchen und dem, was uns ängstigt, einen Namen zu geben, anstatt etwa die Angst zu verdrängen, in Alkohol zu ertränken oder durch Überaktionismus zu überspielen. Solche Empfehlungen aus der Yogaphilosophie können wie Medizin wirken. Denn sobald wir etwas, das uns ängstigt, untersuchen und benennen können, verliert es augenblicklich oder zumindest momentan zum Teil oder auch ganz seine Macht über uns. Ein solcher Blick auf die Dinge, die uns ängstigten, im Alltäglichen sowie im Großen, kann viel Licht in unser Leben bringen und der Angst ihren Schrecken nehmen. Dazu braucht es nur den Entschluss, die Offenheit und die Neugierde, der Angst zu begegnen und sich nicht mehr von ihr beherrschen zu lassen. Und es braucht den Entschluss, in Momenten, die uns ängstigen, nicht automatisch innerlich oder äußerlich wegzulaufen, sondern innezuhalten, tief durchzuatmen und dadurch ruhig zu werden.

Schon ein Moment der Ruhe, Bewusstheit und geistigen Klarheit kann uns helfen, vor der Realität – oder vor unseren falschen Vorstellungen von der Realität – verängstigt wegzulaufen. Atmen wir beispielsweise tief durch und schauen wir genau hin, erkennen wir, dass möglicherweise etwa unser Chef, der uns unfreundlich begegnet, aus einem ganz anderen Grund unfreundlich ist, als wir es glauben, und wir gar keine Angst haben müssen, unsere Arbeitsstelle zu verlieren. Indem es uns gelingt, im Alltag und hier besonders in stressigen Situationen die Ruhe zu bewahren und das, was uns ängstigt, differenziert zu betrachten, sehen wir, dass vieles in unserem eigenen Kopf entstanden ist. Wir selbst sind die Produzenten und Regisseurinnen unseres eigenen Kopfkinos und wir alleine lassen die Inhalte der Filme in unserem Kopf ablaufen.

Gleichzeitig ist Yoga auch ein lebenslanger Übungsweg, der uns dabei helfen kann, insgesamt mehr über uns selbst und unsere Art des Denkens und Handelns zu erfahren. Diese Selbsterkenntnis kann uns nicht nur helfen, die Wurzeln unserer alltäglichen Sorgen und belastenden Ängste zu erkennen, sie zu lindern oder aufzulösen, sondern sie ermöglicht uns auch, hinter all das zu schauen und den Ursprung von uns selbst zu sehen, der unberührt bleibt von alldem.

Jede Yogastellung wirkt ganzheitlich

Mittlerweile erforscht ist auch, dass jede körperliche Haltung mitverantwortlich dafür ist, wie es uns geht, ob wir uns gut oder schlecht fühlen.

Die für dieses Buch ausgesuchten Asanas sind deshalb nicht nur körperlich entspannend, sondern sie reichen mit ihrer Heilwirkung bis in die geistige Ebene hinein. Asanas wie „Der Berg" vermitteln Standhaftigkeit oder „Der Krieger" appelliert an unsere Stärke und Stabilität. Die tiefgreifende Wirkung solcher Yoga-Asanas läuft über die Wechselwirkung von Bewegungsapparat, Nervensystem und mentalen Prozessen.

Die einzelnen Asanas können eine große Hilfestellung bei der Bewältigung alltäglicher Sorgen darstellen. Leider muss man sich aber immer wieder bewusst machen, dass Yoga als Heilmittel gegen belastende Ängste nicht als alleinige Maßnahme eingesetzt werden sollte. Er kann flankierend bei einer Psychotherapie genutzt werden, bei der die Ursachen der Ängste mithilfe eines dafür fachlich gut ausgebildeten Therapeuten behandelt werden.

Deshalb darf man keine überhöhten Erwartungen haben: Wie alle Heilverfahren, so stößt auch Yoga an seine Grenzen und vollbringt keine Wunder. Machen wir uns aber bewusst, dass Yoga kein Zaubermittel ist, sondern eine begleitende Maßnahme, die uns langfristig auf dem Weg zur inneren Heilung unterstützen kann, wird es uns leichter fallen, dran zu bleiben mit der Praxis und der Selbstreflexion. Dann können wir in die Gewissheit entspannen, dass wir auf dem richtigen Weg sind.

Praktische Tipps zum Üben

So ist also das „Ich", an das wir uns klammern, frei erfunden.
Das könnte die tiefste Ursache der Angst sein –
dass man sich an etwas klammert, das nicht existiert.
JIDDU KRISHNAMURTI

„Atha yoga anushasanam" – „Jetzt ist der rechte Moment, um mit der Yogapraxis anzufangen". Mit diesem Satz beginnt das *Yogasutra*. Damit ist gemeint, dass Yoga *nur* durch die Praxis direkt erfahrbar ist. Deshalb der Ratschlag auch an Sie: Fangen Sie doch gleich, nachdem Sie die praktischen Tipps zum Üben gelesen haben, gleich heute mit der Yogapraxis an!

Nehmen Sie die folgenden Tipps mit auf die Matte. Sie betreffen die geistige Haltung beim Üben. Sie haben sich sowohl für die Praxis auf der Matte als auch im Alltag bewährt. Schließlich ist Yoga, in dem Sinne, wie er hier in diesem Buch vorgestellt wird, *immer* als ein ganzheitlicher Weg zu sehen.

Seien Sie achtsam!

Achtsamkeit bildet die Basis für die ganze Yogapraxis. Mithilfe der Achtsamkeit können wir unsere festzementierten Gedankenstrukturen und Verhaltensmuster nach und nach auflösen und durch achtsames Handeln und Denken zu einer vertrauensvollen und zuversichtlicheren Grundstimmung zurückfinden.

Was aber ist Achtsamkeit? Achtsamkeit ist ein Zustand, in dem wir unsere Gedanken vollkommen auf den gegenwärtigen Moment konzentrieren, ohne emotional darauf zu reagieren oder ohne zu bewerten, was gerade passiert. Die wertfreie Konzentration auf das Hier und Jetzt ist gerade im Umgang mit Angst, mit alltäglichen Sorgen und belastenden Ängsten hilfreich, weil unsere Gedanken in diesen Zuständen meistens um ein schreckliches Szenario kreisen, selbst wenn es nur fünf Minuten von der Gegenwart entfernt ist. Forschungen haben gezeigt, dass wir fast 60.000 Gedanken am Tag produzieren und die meisten davon nichts mit dem gegenwärtigen Moment zu tun haben, in dem wir uns befinden. Das heißt, dass wir fast unser halbes Leben unbewusst mit unseren Gedanken abschweifen und uns entweder in der Vergangenheit oder in der Zukunft aufhalten. Ein solches Hin- und Hergeschleudertsein zwischen den Zeiten wirkt sich zwangsläufig auf unsere emotionale Stimmung aus, weil wir uns unbewusst ständig in Grübeln, Planen, Ängsten, Bedauern, Wünschen, Sehnsüchten und Sorgen verlieren, von denen sich erfahrungsgemäß die meisten *nicht* bewahrheiten.

Die Entwicklung von Achtsamkeit hilft uns dabei, dass der Geist sich nicht mehr so zerstreut und sich unserer Kontrolle nicht mehr ganz so schnell entzieht, als wenn wir uns unbewusst allen aufsteigenden Gedanken überlassen würden. Dies ist besonders in der heutigen Zeit so wichtig, in der wir unter permanenter Reizüberflutung leiden. Diese – und auch das wurde mittlerweile erforscht – begünstigt die Entstehung oder Intensivierung von alltäglichen Sorgen und belastenden Ängsten.

Für die Yogapraxis bedeutet achtsam zu sein, die eigene Wahrnehmung auf eine bestimmte sinnliche Erfahrung zu konzentrieren, wie zum Beispiel auf den eigenen Atem während einer Pranayamaübung; auf den Körper, während wir eine Asana ausführen, oder beim wertfreien Beobachten, während wir den Körper von Punkt zu Punkt während des Bodyscans durchwandern. Ist unsere

Aufmerksamkeit auf das eigene Bewusstsein gelenkt, geht es darum zu beobachten, was an Gedanken auftaucht – und wieder vergeht. Das Gleiche gilt für die Wahrnehmung von Gefühlen und Körperempfindungen. Sie wahrzunehmen, ohne daran „kleben zu bleiben", ohne sich in die Geschichten verwickeln zu lassen, die dazu gehören, und sich von ihnen nicht wegtragen zu lassen, das ist Achtsamkeit. Das Schlüsselerlebnis liegt darin zu erkennen, wie wechselhaft unsere Gefühle und wie vergänglich unsere Gedanken, Gefühle und Körperempfindungen tatsächlich sind. Dadurch verlieren auch negative Gedanken mit der Zeit an Kraft und es entstehen nach und nach immer mehr Momente des inneren Friedens, in denen wir das Leben so annehmen, wie es gerade ist. Machen Sie sich deshalb die Achtsamkeit zur Basis für Ihre gesamte Praxis.

Betrachten Sie Ihre Angst als Ihren Lehrer

Wenn wir längerfristig unter unseren alltäglichen Sorgen und belastenden Ängsten leiden, fordert der Yoga uns auf, sie als unseren Lehrmeister zu betrachten. Sie möchten uns darauf aufmerksam machen, dass es etwas in unserem Leben gegeben hat oder gegenwärtig gibt, mit dem wir uns auseinandersetzen sollten. Von der Angst zu lernen ist nicht immer einfach. Denn Angst bildet das letzte Glied in der Kette von insgesamt fünf Klesha: Das sind jene Energien, die dafür sorgen, dass unser Geist nicht zur Ruhe kommt. Das erste Glied der Kette bildet ein grundlegend falsches Verständnis in Bezug auf unsere eigene menschliche Identität. Es ist das Gefühl, ein „Ich" zu haben, das getrennt ist von allem, in einer Dualität lebt und immer wieder meint, alleine zu sein. Dieser entscheidende Trugschluss führt dazu, dass wir uns für begrenzt, unvollkommen und fehlbar halten und uns maßgeblich mit diesem Gefühl identifizieren. Das wiederum hat zur Folge, dass wir uns nach einer permanenten Erfahrung – dem Einssein oder der Symbiose – sehnen und deshalb konstant damit beschäftigt sind, nach etwas zu suchen, wovon wir uns diese Erfahrungen versprechen, oder aber solche zu meiden, die in uns noch stärker das Gefühl auslösen, alleine zu sein. Fälschlicherweise suchen wir nach Erfüllung meistens im Außen, wo wir aber in der Tiefe niemals fündig werden. Erst wenn wir den Blick nach innen richten und das tiefe Gefühl der Verbundenheit erfahren, können sich tief sitzende Ängste teilweise oder ganz auflösen und wir können zu innerem Frieden finden.

Disziplin beweisen mit Sadhana

Richten Sie sich nach Möglichkeit jeden Tag eine feste Zeit ein, in der Sie üben. Das macht Ihnen das Dranbleiben leichter. Etablieren Sie die regelmäßige Praxis so in Ihren Alltag, dass Sie auch dann üben, wenn es Ihnen gutgeht. Das wird Ihnen helfen, schneller den Boden unter den Füßen zu gewinnen, wenn belastende Angst Ihnen zusetzt oder wenn Alltagssorgen an Ihren Nerven nagen. Wenn Sie nicht jeden Tag Zeit für die Übungssequenz haben, sollten Sie zumindest versuchen, eine Übung aus dem Notfallkoffer im Büro, in der U-Bahn oder auf dem Weg von der Arbeit nach Hause zu üben. Auch hier zahlt sich die Regelmäßigkeit aus. Diese konsequente Durchführung wird Ihnen im Laufe der Zeit eine größere Sicherheit im Umgang mit den Übungen aus dem Notfallkoffer vermitteln und Ihnen schneller aus der Angst heraushelfen. Mit der Zeit werden Sie nämlich ein Gespür dafür entwickeln, welche Übung Ihnen in einer bestimmten Situation am schnellsten wieder einen klaren Kopf zurückgibt.

Im Yoga bezeichnet man diese Disziplin als Sadhana. Damit gemeint ist eine regelmäßig durchgeführte spirituelle Übungspraxis. Das heißt, Sie praktizieren konstant, unabhängig davon, wie es Ihnen geht, und unabhängig davon, ob Sie Lust dazu haben oder nicht. Integrieren Sie die Yogapraxis so in Ihren Alltag wie das tägliche Zähneputzen. Sadhana ist einer der Schlüsselbegriffe im Yoga. Sie spielt deshalb eine zentrale Rolle, weil es sich beim Yoga um eine Praxis handelt, die eben nicht nur kurzfristig eine Symptombehandlung anstrebt, sondern langfristig die Ursachen des Leidens beheben oder zumindest lindern möchte. Die Sadhana-Praxis erfordert ein hohes Maß an Selbstdisziplin und Überwindung des „inneren Schweinehundes". Gleichzeitig ist sie jedoch der Schlüssel für die langfristige Befreiung aus den Klauen der Angst, für eine Linderung von Angst oder eine Überwindung von einer bestimmten Sorge, die Ihnen den Alltag erschwert.

Schenken Sie Ihren Ängsten ein Lächeln

In meinen Kursen und Einzelstunden erlebe ich immer wieder, dass die Teilnehmer die Übungen mit einer großen Ernsthaftigkeit ausführen. Immer und immer wieder fordere ich sie dazu auf, die Asanas lächelnd zu machen. In dem Moment, wo sie meiner Anweisung folgen, ändert sich ihre gesamte Körperspannung. Wenn wir bei der Yogapraxis lächeln, tun wir uns selbst etwas Gutes. Verschiedene Studien haben belegt, dass ein Lächeln die Durchblutung erhöht und mehr Sauerstoff in unser Gehirn gelangt. Dies wiederum sorgt dafür, dass die Produktion der Glückshormone Serotonin und Dopamin angeregt wird und unsere Stimmung sich unmittelbar verbessert. Die Konditionierung der menschlichen Psyche spielt hier eine wichtige Rolle, denn sobald wir lächeln oder aus ganzem Herzen lachen, signalisieren wir unserem Gehirn, dass wir glücklich sind – auch dann, wenn uns vielleicht gar nicht nach Lächeln zumute ist. Doch allein der physiognomische Ausdruck führt im Gehirn automatisch dazu, dass die Produktion weiterer Endorphine angekurbelt wird, was wiederum die Laune tatsächlich anhebt. Eine ähnlich positive Wirkung hat Ihr Lächeln auf andere Menschen. Selbst wenn unser Gegenüber nur reflexartig zurücklächelt, verbessert sich automatisch auch seine Stimmung. Ich schlage meinen Kursteilnehmern immer vor, dass sie ihre Angst anlächeln sollen; dann wirkt sie nicht mehr ganz so bedrohlich und kann sich auch entspannen.

Offen sein für das große Ganze

Machen Sie sich bewusst, dass es in Ihnen etwas gibt, das größer ist als Sie. Dabei ist es egal ob Sie es Gott, Liebe, Sein oder unendliches Bewusstsein nennen. In Ihnen existiert etwas, das jenseits von Angst immer da ist. Etwas, das unberührbar, unsterblich und unzerstörbar ist. Lenken Sie Ihre Aufmerksamkeit beim Üben – und im Alltag – immer wieder darauf, auch wenn Sie es nicht mit Ihrem Verstand fassen können Vertrauen Sie einfach darauf, dass es so etwas gibt. Es trägt und hält Sie. Seien Sie einfach offen dafür. Ziehen Sie einfach in Erwägung, dass es jenseits der alltäglichen Sorgen und belastenden Ängste etwas Großes und Wunderbares gibt. Etwas, das den Fluss des Lebens bestimmt. Etwas, das dafür sorgt, dass alles gut wird und alles Ihrer eigenen Entwicklung entsprechend im besten Sinne verläuft.

Schauen Sie nach Innen, vorbei an Ihren Ängsten. Dort werden Sie es finden!

Praxisteil

Nun kann die Praxis beginnen. Einleitend stelle ich Ihnen einige Atemübungen vor, die Sie darin unterstützen, wieder mit Ihrem Körper in Kontakt zu kommen. Diese Atemübungen können Sie überall machen: im Bett, wenn Sie morgens aufwachen oder abends vor dem Einschlafen; am Flughafen oder vor einer Besprechung, in der U-Bahn oder im Kino.

Die anschließende Übungssequenz „Der Angst ein Lächeln schenken" sollten Sie zu Hause in Ruhe machen. Der Notfallkoffer beinhaltet zehn Übungen, die Sie ebenfalls überall machen können. Sie sind für solche Situationen konzipiert, in denen die Angst Sie unversehens überrascht. Auch sie können überall angewandt werden: vor einer Präsentation, während einer Prüfung, genauso aber auch beim Spaziergang oder in einem Restaurant. Doch auch sie sollten zu Hause oder an einem ruhigen Ort eingeübt werden, damit sie Ihnen in Fleisch und Blut übergehen und überall abgerufen werden können.

Die angeleiteten Meditationen empfehlen sich ebenfalls an einem ruhigen Ort, sie können aber auch während eines Fluges oder einer Bahnfahrt durchgeführt werden. Bitte machen Sie den Bodyscan aber nicht während einer Autofahrt.

Bitte denken Sie daran: Machen Sie die Übungen mit Freude! Begegnen Sie Ihren Ängsten spielerisch und mit Leichtigkeit. Dabei wünsche ich Ihnen viel Freude!

Entspannende Atemübungen

Ein wenig Pranayama genügt schon, beispielsweise den Atem
*   beobachten:*
Damit wird der Geist von anderen Tätigkeiten abgezogen
und auf die Beobachtung des Atems festgelegt.
Das bringt den Atem unter Kontrolle – und damit auch den Geist.

RAMANA MAHARSHI

Unser Atem spiegelt unsere seelische Befindlichkeit wider: Wenn wir uns freuen, wird er tief und weit. Regen wir uns auf, stockt er, und wenn wir Angst haben, wird er eng. Diese Reaktionen bleiben häufig unbewusst, und wenn wir nicht darauf achten, können daraus Atemmuster entstehen, die uns im Laufe der Jahre die Luft zum Leben nehmen. So kann es zum Beispiel passieren, dass unser Atem fast unmerklich nach und nach immer enger wird und wir infolgedessen falsche Atemmuster entwickeln. Dann wirkt sich unser Atem kontraproduktiv auf unser Wohlempfinden aus und ist nicht mehr in der Lage, uns zu beruhigen oder auszugleichen.

Wie sehr der Atem und der Geist aufeinander einwirken, wird in vielen alten Yogaschriften beschrieben. Deshalb hat der Yoga eine Vielzahl von Methoden entwickelt, in denen man besonders auf ihn einwirken kann, wenn der Geist aufgewühlt, nervös oder ängstlich ist, um ihn dann über den Atem zu beruhigen, zu entspannen oder zu zentrieren. Der Atem wird sogar als eine der wichtigsten Möglichkeiten in Betracht gezogen, um überhaupt auf den Geist einzuwirken.

Das höchste Ziel der verschiedenen Atemübungen aus dem klassischen Yoga besteht darin, den Geist vollkommen zu beruhigen. Ist der Atem still, kommen auch die Aktivitäten des Geistes vollkommen zur Ruhe. Dieses Ziel wird deshalb im Yoga angestrebt, weil wir – wenn wir nicht mehr ängstlich auf äußere Reize reagieren – erkennen, dass wir zwar Körperempfindungen, Gedanken und Gefühle haben, sie aber nicht *sind.* In einem vollkommen ruhigen Geist spiegelt sich unser Urgrund wider, und der ist göttliches, reines Bewusstsein, frei von jeglicher Identifikation, das sich an nichts klammert und auch keine Sorgen, Befürchtungen und belastende Ängste kennt.

Wie gesagt, ein vollkommen ruhiger Geist ist das höchste Ziel im Yoga. Wir selbst können uns aber bereits auf die Schultern klopfen, wenn unsere Geistesaktivitäten sich etwas beruhigen, wir nicht auf jeden Stimulus angsterfüllt reagieren und lernen, uns über den Atem von unseren Sorgen zu distanzieren und gelassener auf die Herausforderungen des Lebens zu reagieren. Das alles ist möglich.

Besonders viel Aufmerksamkeit wird im Yoga der Ausatmung geschenkt. Diese wirkt besonders beruhigend auf den Parasympathikus. Das ist jener Teil des Nervensystems, der für die Entspannung und Beruhigung zuständig ist. Abgesehen von den verschiedenen Atemübungen, die in diesem Buch vorgestellt werden, hilft manchmal bereits ein bewusstes Ausatmen, um den Strom von Gedanken oder den ganzen Strudel von angstmachenden Gedanken für einen Bruchteil von Sekunden zu unterbrechen, der allein schon reichen kann, um wieder zu sich zu kommen. Diese Erfahrung fasziniert mich selbst immer wieder aufs Neue und auch meine Kursteilnehmer berichten immer wieder, wie sehr der bewusste Atem sie darin unterstützt, eine Distanz zu ihren Ängsten herzustellen.

Samana vayu, die transformierende Kraft im Yoga

Mithilfe des sogenannten Samana vayu, der transformierenden Kraft, die jedem Menschen innewohnt, können wir nach und nach im Ausatmen alles loslassen, was uns einengt und ängstigt. Durch die regelmäßige Praxis, die diesem Prozess zugrunde liegt, werden alltägliche Sorgen mehr und mehr an Gewicht verlieren und belastende Ängste uns nicht mehr kontinuierlich die Luft zum Atmen nehmen.

Entspannung ein- und ausatmen

Diese erste Übung unterstützt Sie darin, körperlich zu entspannen und den Geist zu beruhigen. Zur Durchführung dieser Übung ist es unerheblich, ob Sie stehen, liegen oder sitzen. Sie können überall und sofort loslegen. Wichtig ist das achtsame und bewusste Tun!

- Schließen Sie die Augen und versuchen Sie, Ihren Atem so unmittelbar wie nur eben möglich wahrzunehmen, ohne den Atemrhythmus zu verändern. Lauschen Sie Ihrem eigenen Atem.

- Wenn Sie einatmen, beobachten Sie, wie der Atem durch die Nasenlöcher in Ihre Nase einströmt und durch den Rachen und die Luftröhre hinunter zum Bauch fließt.

- Beim Ausatmen nehmen Sie wahr, wie der Atem wieder durch die Nase aus dem Körper ausströmt und der Bauch wieder abflacht. Wenn Sie mit Ihrer Aufmerksamkeit ganz bei der Atmung sind, können Sie die Entspannung noch intensivieren, indem Sie sich innerlich sagen: „Ich atme Entspannung ein. Ich atme Anspannung aus." Durch diesen Satz verleihen Sie der Übung eine nachhaltige Wirkung. Sobald Sie merken, dass Ihre Gedanken abschweifen, kehren Sie mit Ihrer Aufmerksamkeit einfach wieder zum Atem zurück.

Tipp: Mit der Zeit können Sie diese Übung auch mit offenen Augen überall machen.

Ankommen im Atem

Die wirksamste Übung, um sich zu beruhigen und von den Ängsten zu distanzieren, liegt in der Wahrnehmung und Beruhigung des eigenen Atems. Indem Sie sich auf Ihren Atem konzentrieren und diesen bewusst in Ihrem Körper wahrnehmen, lenken Sie Ihre Aufmerksamkeit weg vom Kopf hinunter in den Körper. Überzeugen Sie sich selbst, wie gut das tut.

■ Sie sitzen bequem und gleichzeitig aufrecht auf dem Boden oder einem Stuhl und schließen die Augen. Wenden Sie die Wahrnehmung nach innen. Beobachten Sie absichtslos, wie Ihr Atem kommt und geht.

■ Lassen Sie sich eine Weile vom Rhythmus Ihres eigenen Atems tragen, ohne ihn zu verändern. Werden Sie sich bewusst, wo sich Ihr Körper weitet, um den Atem zu empfangen, und sich wieder zusammenzieht, wenn er sich zurückzieht. Beobachten Sie, wie ruhig und fließend Ihr Atem ist.

■ Wenn Sie Blockaden feststellen, atmen Sie zart und gleichzeitig zielgerichtet dorthin. Stellen Sie sich vor, wie die Blockade ganz sanft durch Ihren eigenen Atem aufgelöst wird. Löst sie sich nicht, fragen Sie, was die Blockade von Ihnen braucht, damit sie sich lösen kann. Warten Sie, bis Sie eine Antwort bekommen haben.

■ Sollten Sie keine Antwort bekommen, so ist dies auch okay. Dann werden Sie es zu einem späteren Zeitpunkt erfahren.

■ Kehren Sie mit Ihrer Aufmerksamkeit allmählich wieder in den Raum zurück, öffnen Sie langsam die Augen und strecken Sie sich.

Die drei Atemräume beseelen

Diese Übung kann sitzend, stehend oder liegend durchgeführt werden. Sie bietet sich zu Beginn der Yogasequenz an, um „anzukommen" und um wieder Kontakt zum Körper herzustellen, der uns im Verlaufe des Tages verloren gehen kann. Sie ist auch hilfreich, wenn Sie morgens wach werden und angsterfüllte Gedanken vor dem anstehenden Tag Ihnen das Aufstehen schwer machen. Genauso hilfreich ist sie auch abends, wenn Ihre Gedanken um Sorgen oder Ängste kreisen und Sie nicht einschlafen können. Sie atmen die ganze Zeit über bewusst und ohne Druck in die verschiedenen Atemräume.

Teil 1: Den Bauchraum beseelen

- Sie liegen auf dem Rücken, die Beine fallen leicht auseinander und die Augen sind geschlossen. Die Hände liegen sanft auf dem Bauchnabel.

- Lassen Sie den Atem sanft in den unteren Bauch hineinfließen. Anders ausgedrückt: Nicht Sie atmen, sondern es atmet Sie. Die Atmung erfolgt durch die Nase. Achten Sie darauf, dass Ihr Bauch sich bei diesem Atemzyklus nicht aufpumpt. Das ist ein Zeichen dafür, dass Sie zu sehr mit Ihrem Willen atmen.

- Beim Ausatmen spannen Sie am Ende die Bauchmuskulatur ein wenig an und ziehen damit den Bauch etwas ein.

- Bleiben Sie so ein paar Minuten mit Ihrer ganzen Aufmerksamkeit bei Ihrem Bauch.

Teil 2: Den Brustkorb beseelen

■ Legen Sie Ihre Hände sanft seitlich auf die Rippenbögen, die Daumen sind nach hinten gerichtet. Lenken Sie nun Ihr Bewusstsein weg von den Gedanken und der Angst, zu den Rippen.

■ Einatmend dehnt sich der Brustkorb, ausatmend verlässt die Luft den Körper, ohne etwas zu forcieren. Während sich bei der Brustkorbatmung der mittlere Teil der Lunge mit Luft füllt, bleiben Schultern und Bauch unbeweglich.

■ Verweilen Sie hierbei ganz bewusst ein paar Minuten so.

Teil 3: Die Lungenspitzen beseelen

■ Legen Sie Ihre Hände vorn auf den oberen Teil des Brustkorbs, die Fingerspitzen berühren das Schlüsselbein. Lenken Sie Ihre ganze Aufmerksamkeit auf diesen Bereich.

■ Einatmend weitet sich der Brustkorb, heben sich Schlüsselbein und Schultern. Das Zwerchfell entspannt sich und presst dabei verbrauchte Luft aus den Lungen. Schlacken verlassen dabei den Körper, um Raum zu machen für frischen Sauerstoff kostbarer Lebensenergie. Ausatmend senken sich diese Körperregionen wieder.

■ Atmen Sie entspannt, ohne etwas zu forcieren. Lassen Sie es durch Sie atmen.

■ Verbinden Sie abschließend die drei Atemräume durch bewusste Atemzüge miteinander.

Tiefsitzende Ängste ausatmen

Bei dieser Übung wird besonders auf eine lange Ausatmung geachtet. Dadurch können Sie sich von tiefsitzenden körperlichen und geistigen Ängsten befreien. Auch diese Übung können Sie überall anwenden, zum Beispiel in der U-Bahn, im Kino oder bei einer Besprechung.

- Sie liegen auf dem Rücken oder sitzen mit aufrechtem Rücken auf einem Stuhl.

- Schließen Sie die Augen und gehen Sie mit Ihrer Aufmerksamkeit zur Atmung.

- Atmen Sie nun bewusst 4 Einheiten (das heißt, 1 und 2 und 3 und 4) ein und 6 oder 8 Einheiten aus.

- Stellen Sie sich vor, das Sie Klarheit und Mut oder Selbstvertrauen einatmen und tiefsitzende oder belastende Ängste ausatmen.

- Achten Sie bei der Ausatmung darauf, dass Ihre Lungen wirklich leer werden, weil nur so altes abtransportiert werden kann.

Tipp: Sie können die Wirkung dieser Übung dahingehend unterstützen, indem Sie sich beim Ausatmen sagen: „Ich lasse ganz bewusst alte tiefsitzende Ängste los und atme ganz bewusst Klarheit, Mut und Selbstvertrauen ein."

Sanfte Asanas

Solange der Erfolg unser Ziel ist,
können wir unsere Ängste nicht loswerden,
denn der Wunsch,
erfolgreich zu sein,
bringt unweigerlich die Angst zu versagen hervor.
JIDDU KRISHNAMURTI

Die hier vorgestellten Asanas haben nicht nur eine sehr tiefgreifende heilende Wirkung auf den Körpers, sondern die Gestalt einer jeden Stellung wirkt sich auch auf unser ganzes Sein aus. Die Yogis im alten Indien haben sich maßgeblich an der Natur orientiert und im Zusammenspiel mit ihr die Gestalt und ihre Besonderheit zunutze gemacht. „Die Kobra" zum Beispiel ist eine Übung, um den Körper nur aus der Kraft der Rückenmuskulatur zu erheben, also dafür nicht die Arme zu verwenden. Ähnlich wie die Schlange drückt man sich hier also aus dem unteren Teil des eigenen Körpers vom Boden ab und erlebt aus eigener Kraft einen gewissen Auftrieb. Besonders an solchen Tagen, an denen Sie das Gefühl haben, nicht gegen die Schwerkraft der Angst anzukommen, kann die Kobra Ihnen wieder Energie und Zuversicht vermitteln. Gerade in solchen Momenten, in denen Sie sich hoffnungslos fühlen, stärkt es das eigene Selbstwertgefühl, sich aus eigener Kraft aufzurichten und das, was Sie nach unten zieht, zu überwinden. Je häufiger Sie die Kobra (Bhujangasana) machen, desto leichter wird es Ihnen dank der gestärkten Rückenmuskulatur fallen, sich vom Boden zu erheben. Auch im übertragenen Sinn kann die Kobra Sie darin unterstützen, Ihren Selbstwert zu stärken. In Indien zählt sie zu den heiligen Tieren. Sie werden respektiert, gefürchtet, geschützt und in manchen Regionen des Landes sogar als heilige Tiere verehrt. Wer die Kobra regelmäßig macht, wird sein Selbstwertgefühl stärken und davon profitieren.

„Der Bogen" (Dhanuvasana) ist ebenfalls eine Stellung mit einer tief wirksamen Bedeutung. Es ist eine sehr kraftvolle Haltung, die an Arjuna, einen der beiden Hauptprotagonisten aus der *Bhagavadgita*, erinnert. Arjuna findet sich auf einem Schlachtfeld wieder und ist aufgefordert, gegen seine Freunde und Verwandten zu kämpfen. Er fühlt sich unfähig, seinen Bogen anzulegen, obwohl er weiß, dass er für die richtige Sache kämpft und dieser Kampf seinem Dharma, seinem Schicksal entsprechend nicht zu vermeiden ist. Trotzdem ist er resigniert und etwas in ihm ist bereit, den Dingen ihren Lauf zu lassen, selbst wenn es zu großem Unheil führt, sowohl für ihn selbst als auch für alle anderen.

Der Kampf des Arjuna steht symbolisch auch für den Kampf gegen alte Verhaltens- und Denkweisen, die schädlich für unsere körperliche, seelische und geistige Gesundheit sind. Der Bogen ist ein Symbol dafür, dass man bereit ist, sich nicht länger entmutigen zu lassen, sondern seine Ängste zu überwinden und bewusst für sich selbst einzutreten. Da Kraft, die wir dafür brauchen, diesen vernichtenden und starken negativen Energien entgegenzuwirken, kommt aus der Sicht der Yogis aus dem Bauch. Mit der Stellung „Der Bogen" wird sie durch die intensive Bauchatmung gestärkt, denn der Bauch ist der Sitz unserer Seele, unserer Tatkraft. Es ist der Ort, von dem aus wir unsere selbstbestimmten Entscheidungen treffen.

„Der Berg" (Tadasana) unterstützt uns darin, mit der Zeit an Selbstvertrauen zu gewinnen und schwierige Situationen mithilfe dieser Stellung leichter zu überwinden. Das gilt besonders dann, wenn wir uns immer wieder sagen: „Ich bin stark wie ein Berg", während wir in dieser Haltung stehen. Doch auch alle anderen Übungen dieser Sequenz haben eine Botschaft für Ihre Seele, die sich ebenfalls in ihrem Namen und in ihrer Form zeigt. Lassen Sie jede einzelne Botschaft bis in jede Zelle Ihres Körpers wirken und erfahren Sie beim Üben, wie unterstützend, tief, befreiend und aufbauend Ihre Yogapraxis dadurch werden kann.

Die hier vorgestellte Übungsreihe hat sich im Umgang mit Ängsten als besonders hilfreich erwiesen und sowohl für mich persönlich als auch für meine Kursteilnehmer ist jede einzelne Übung eine große Bereicherung auf dem Weg in die innere Freiheit. Auch hier gilt: Regelmäßigkeit und Disziplin sind ausschlaggebend dafür, dass sich im Gehirn neue „Straßen" bilden können und ein Weg in Richtung Freiheit gegangen werden kann. Auch wenn der Weg anfangs anstrengend erscheinen mag und Sie sich damit etwas schwertun, so werden Sie irgendwann spüren, dass sich die ganze Mühe gelohnt hat. Dies kann ich als Ermutigung nur immer wieder erwähnen. Denken Sie so lange daran, bis Sie irgendwann am eigenen Körper erfahren, dass diese Wahrheit auch für Sie Wirklichkeit geworden ist.

Der Sitz

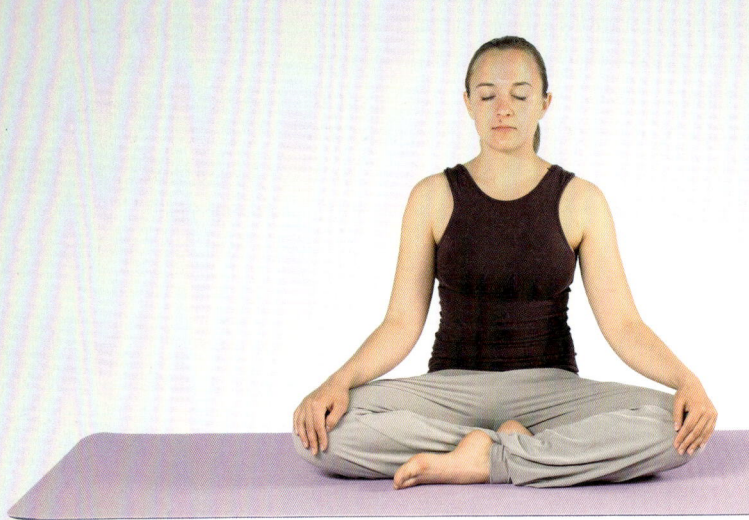

Der Sitz ist im Yoga ein Symbol für das körperliche und geistige Zur-Ruhe-Kommen. Das einfache Sitzen mit aufrechtem Rücken und wachem Geist dient als Schlüssel, um zu sich zu kommen und sich von nichts aus der Fassung bringen zu lassen – auch nicht von der Angst. Das bewusste Tun spielt hierbei die zentrale Rolle.

■ Setzen Sie sich bequem im Schneidersitz (Sukhasana) hin. Nehmen Sie, wenn nötig, ein Kissen, um die Knie zu entlasten. Sie können die Übung aber auch auf einem Stuhl machen. Es geht in erster Linie darum, einen aufrechten Rücken zu haben.

■ Wenn Sie einen guten Sitz gefunden haben, richten Sie Ihre Aufmerksamkeit auf Ihren Körper und insbesondere auf Ihre Körpermitte. Machen Sie den gegenwärtigen Moment zum Mittelpunkt Ihrer Wahrnehmung, in der nichts anderes mehr Platz hat als Ihr Atem. Werden Sie sich – ausgehend von Ihrer Mitte – Ihrer Basis bewusst und spüren Sie den Kontakt mit der Unterlage. Verbinden Sie sich über die Basis mit der Erde, die Sie trägt und die für Sie sorgt. Machen Sie sich die Kraft der Erde bewusst und lenken Sie diese über Ihre Basis von der Mitte hoch durch den ganzen Körper. Verweilen Sie ein paar Minuten so und spüren Sie, wie sich die ganze Kraft in Ihrem Körper ausbreitet und jede Zelle Ihres Körpers davon erfüllt wird.

Tipp: Sagen Sie sich: „Meine innere Mitte verleiht mir Kraft und Stabilität."

Der Blasebalg

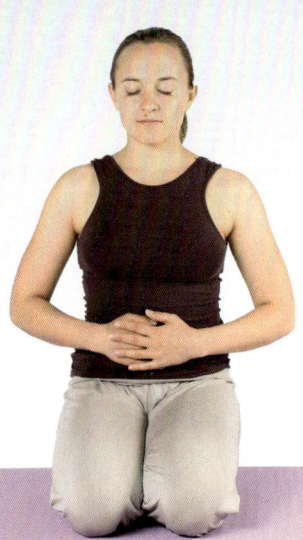

Bei der „Blasebalg-Atmung", im Sanskrit als „Bhastrika" bezeichnet, wird die Luft kraftvoll ein- und ausgeatmet, wie bei einem Blasebalg. Sie stärkt unseren Parasympathikus und lässt dadurch Ängste hinwegschmelzen.

■ Sie sitzen aufrecht und neigen den Kopf etwas zum Rumpf. Nehmen Sie einen schnellen und kräftigen Atemzug durch die Nase und atmen Sie fest und stark durch die Nase aus. Brustkorb, Zwerchfell und Bauch sind an dieser Atmung beteiligt.

■ Ziehen Sie dann bei den folgenden Atemzügen den Bauch beim Ausatmen kräftig nach innen. Der entstehende Ton erinnert an den Klang der Luft, die durch einen Blasebalg ausgestoßen wird. Atem Sie dann ein und wieder aus. Stellen Sie sich vor, Sie hätten unter Ihrer Nase eine Feder, die Sie mit dem Ausatem wegpusten möchten. Während der gesamten Übung bleiben Schultern und Bauch unbeweglich. Atmen Sie in diesem Rhythmus 30 Sekunden lang ein und aus. Der Ausatem ist aktiv, der Einatem passiv.

■ Nehmen Sie dann einen langsamen, hörbaren Atemzug. Halten Sie den Atem an und gehen Sie mit Ihrer Aufmerksamkeit zu dem Punkt zwischen den Augenbrauen. Verweilen Sie hier. Atmen Sie langsam und tief wieder aus. Wiederholen Sie diesen Zyklus dreimal und spüren Sie am Ende der Übung nach.

Tipp: Stellen Sie sich vor, dass all die Ängste, die Ihnen im Magen liegen, wegschmelzen und mit dem ausströmenden Atem Ihren Körper verlassen.

Die Wechselatmung

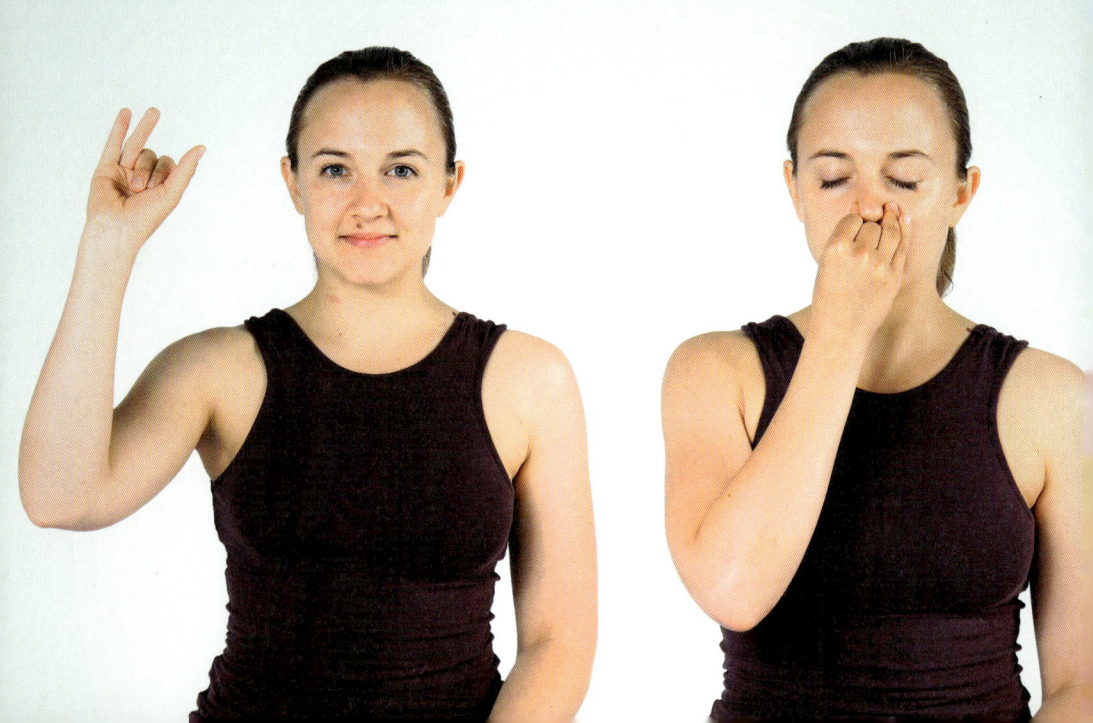

Die Wechselatmung, Nadi shodana, zählt zu den bekanntesten Atemübungen im Yoga. Wörtlich übersetzt bedeutet es „Reinigung der Nadis". Bei den Nadis handelt es sich um feinstoffliche Energiekanäle, durch die die Lebensenergie „Prana" fließt.

Der Begriff „Wechselatmung" hängt damit zusammen, dass der Atem bewusst gelenkt wird: Man schließt abwechselnd das linke und rechte Nasenloch und atmet jeweils nur durch die jeweils andere Seite ein oder aus.

- Setzen Sie sich aufrecht und mit geradem Rücken hin. Nehmen Sie Kontakt mit Ihrer Basis auf und verwurzeln Sie sich mit dem Boden.

- Beugen Sie Zeige- und Mittelfinger der rechten Hand zur Handfläche. Den Ringfinger und kleinen Finger strecken Sie aus.

- Atmen Sie über beide Nasengänge aus.

- Schließen Sie mit dem Daumen das rechte Nasenloch und atmen Sie über das linke Nasenloch aus und wieder ein.

- Schließen Sie mit dem Ringfinger das linke Nasenloch und atmen Sie rechts langsam aus und wieder ein.

- Fahren Sie in diesem Rhythmus ein paar Atemzüge fort: auf der einen Seite aus- und einatmen und dann die Seite wechseln. Atmen Sie dabei 4 Einheiten ein und 6 – 8 Einheiten aus.

- Beenden Sie die Übung, indem Sie links einatmen und über beide Nasengänge ausatmen.

Der Berg

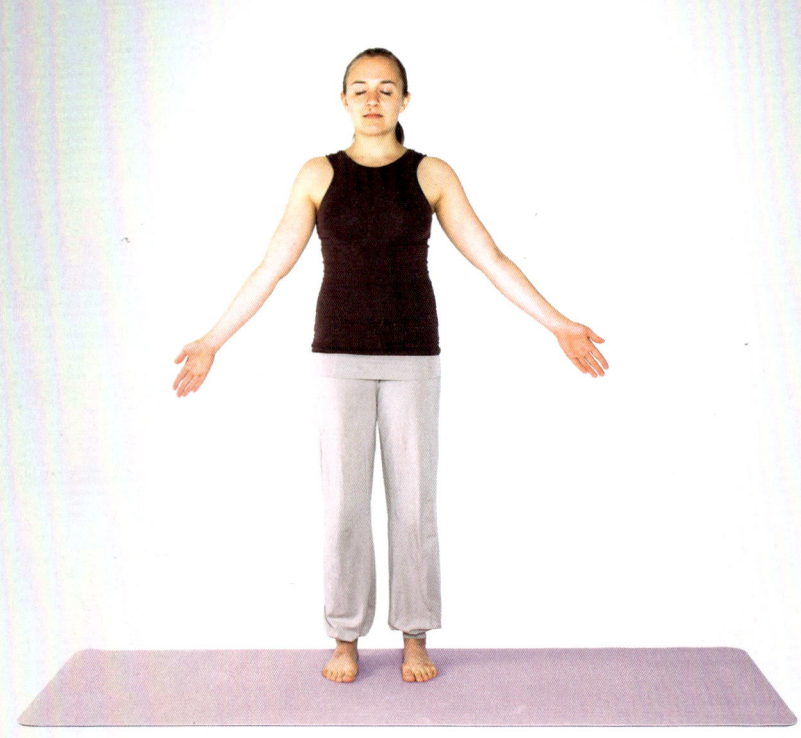

Diese Asana gilt als die einfachste und schwierigste Yogahaltung gleichermaßen.

Der Berg, *Tadasana,* verlangt unsere volle Aufmerksamkeit, kann uns aber auch totale Stabilität vermittelt, wenn wir uns über die Füße mit der Erde verankern.

■ Sie stehen aufrecht, die Füße stehen parallel hüftbreit. Das Gewicht ist auf beide Füße gleichmäßig verteilt. Das Becken ist aufgerichtet. Richten Sie die Wirbelsäule auf. Vermeiden Sie dabei, ins Hohlkreuz zu gehen. Wenn Sie einen guten Stand gefunden haben, stellen Sie sich vor, wie Sie sich gedanklich über die Füße im Boden verwurzeln.

■ Ihre Arme liegen entspannt am Körper, die Schultern sind leicht nach hinten gerichtet und Ihr Kopf ist aufgerichtet. Der Blick geht nach vorn. Spannen Sie nun zuerst einmal den ganzen Körper von unten her nach oben an. Lassen Sie die Spannung dann wieder los.

■ Breiten Sie die Arme mit dem nächsten Einatem aus, sodass Sie in die Stellung des Berges kommen. Bleiben Sie nun in dieser Stellung und verbinden Sie sich mit den Eigenschaften eines Berges: Stärke, Macht, Widerstandsfähigkeit. Bleiben Sie so lange in der Stellung, bis Sie das Gefühl haben, gleichermaßen entspannt und standhaft dazustehen.

Tipp: Sagen Sie sich immer wieder: „Ich bin stark und unumstößlich wie ein Berg." Dieses Mantra vermittelt Ihrem Körper eine wichtige Information der Stärke.

Die Palme

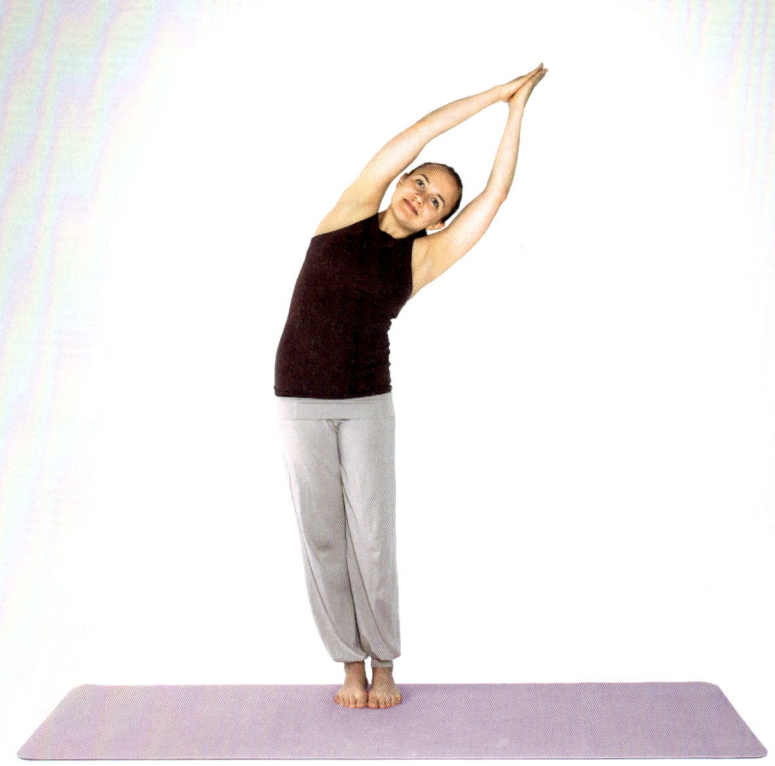

Durch die Palme wirkt unsere Wirbelsäule flexibler und wir lernen, in unserer Mitte zu bleiben. Beides sind wichtige Attribute, um besser mit Ängsten umgehen zu können.

- Die Füße stehen fest auf dem Boden, so als wären sie mit ihm verwurzelt. Die Wirbelsäule ist aufgerichtet. Die Knie sind gerade, aber nicht nach hinten durchgedrückt. Der Kopf ist gerade aufgerichtet und „thront auf der Wirbelsäule". Der Blick ist nach vorn gerichtet, das Gesicht entspannt.

- Mit einer Einatmung bringen Sie die Arme über dem Kopf zusammen. Mit der Ausatmung beugen Sie den Oberkörper zur linken Seite und mit der Einatmung kommen Sie zur Mitte zurück. Mit der nächsten Ausatmung beugen Sie den Oberkörper zur rechten Seite und mit der Einatmung kommen Sie zur Mitte zurück.

- Wechseln Sie so im Rhythmus Ihres Atems immer wieder die Seite.

- Kommen Sie zur Mitte zurück und schließen Sie die Augen, um noch ein paar Atemzüge in dieser Haltung nachzuspüren.

Tipp: Legen Sie abschließend eine Hand auf den Brustkorb und die andere Hand auf den Unterbauch. Wiegen Sie sich noch einmal sanft von Seite zu Seite. Dieser Prozess des Sich-selbst-Wiegens hat eine ausgesprochen beruhigende Wirkung auf das eigene Nervensystem.

Der Baum

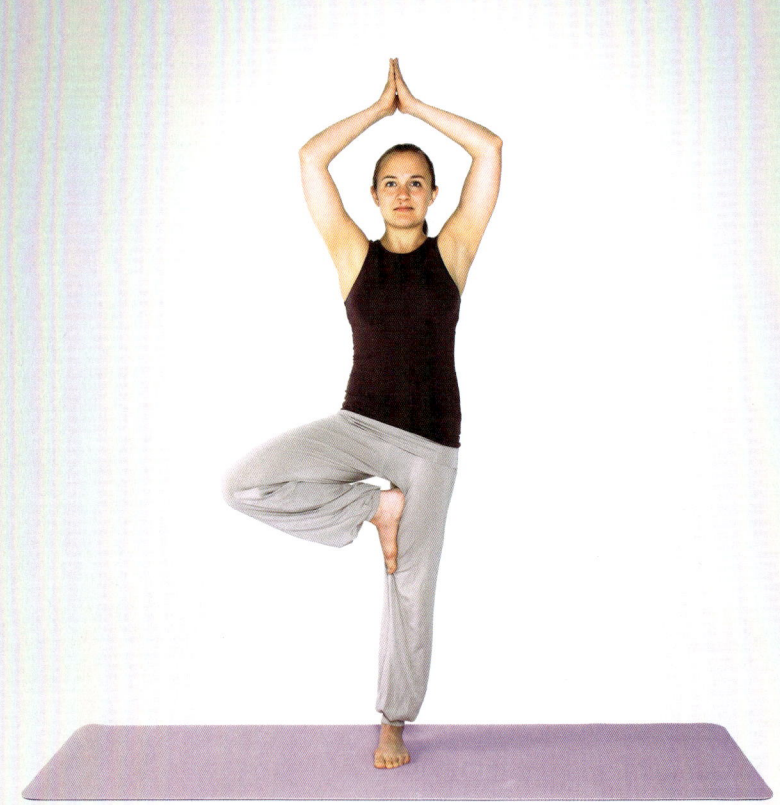

Der Baum, *Vrikshasana*, ist eine der wichtigsten Gleichgewichtsübungen im Yoga. Sie ist eine wunderbare Übung, um nicht so schnell die Balance zu verlieren und bei uns zu bleiben, wenn die Angst im Begriff ist, uns zu überfluten.

- Sie stehen aufrecht, das Gewicht ist dabei gleichmäßig auf beide Füße gelagert. Schließen Sie die Augen und stellen Sie sich vor, wie Wurzeln durch Ihre Füße in den Boden wachsen und Ihnen Halt geben. Verlagern Sie im Stand das Gewicht auf das linke Bein. Drücken Sie den linken Fuß kraftvoll gegen den Boden und stellen Sie sich vor, wie Ihre Wurzeln noch tiefer in den Boden wachsen und Sie gleichzeitig über Ihre linke Körperhälfte nach oben wachsen.

- Heben Sie den rechten Fuß und drehen Sie das rechte Bein im Hüftgelenk nach außen. Stellen Sie den Fuß anschließend mit der Fußspitze nach außen zeigend zuerst einmal auf dem linken Fuß ab und bringen ihn an die Innenseite des linken Beines, idealerweise mit der Ferse am Oberschenkel oder am Damm. Drücken Sie dabei mit dem Fuß gegen den Oberschenkel und umgekehrt mit dem Oberschenkel gegen den Fuß, damit Sie in dieser Haltung die notwendige Stabilität bekommen.

- Fixieren Sie einen Punkt vor sich auf dem Boden und bringen Sie die Hände über dem Kopf zusammen. Atmen Sie über die Füße die Kraft der Erde ein und über die Füße die Angst aus. Verweilen Sie in dieser Haltung, bevor Sie die Arme senken und das Bein wieder auf den Boden stellen. Wechseln Sie die Seite.

Tipp: Sagen Sie sich: Ich bin stark wie ein Baum!

Der Krieger I

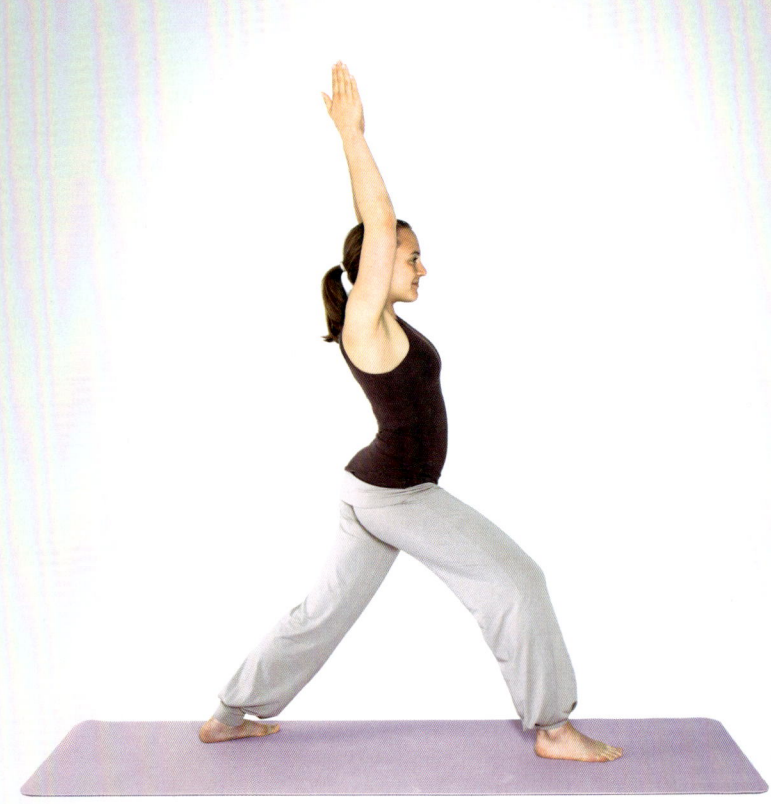

Der Krieger hat den Sanskritnamen *„Virabhadrasana I"*. Der Name Virabhadra weist auf einen Aspekt Shivas hin. Shiva ist eine wichtige hinduistische Gottheit, deren Aufgabe es ist, die rechte Ordnung in der Welt und der Gesellschaft zu erhalten und diese zu schützen. Dafür tritt er in der Form des Kriegers auf und verdeutlicht so, welche geistige Haltung es braucht, um sich nicht aus der Bahn werfen zu lassen. Ein Krieger im Sinne des Yoga zu sein bedeutet, sich den eigenen Ängsten immer wieder zu stellen, nicht aufzugeben, auch wenn alltägliche Sorgen und belastende Ängste an unseren Nerven zerren. Es heißt auch, immer wieder mit der Yogapraxis anzufangen und sich nicht davon erschüttern zu lassen, was sich uns an Herausforderungen in den Weg stellt.

- Sie stehen am vorderen Rand der Yogamatte. Die Füße stehen hüftbreit und parallel zueinander. Machen Sie einen großen Schritt nach hinten, das Bein ist dabei gerade, die linke Fußspitze leicht nach außen gedreht, die Außenkante des linken Fußes drückt in den Boden.

- Beugen Sie das rechte Bein nach vorn, der Oberschenkel ist parallel zum Boden, die Ferse drücken Sie kraftvoll gegen den Boden.

- Richten Sie erst das Becken auf und bringen Sie Ihre Arme nach oben, die Handflächen zeigen zueinander.

- Bleiben Sie ein paar Atemzüge in dieser Haltung.

- Wechseln Sie die Seite.

Tipp: Sagen Sie während dieser Übung „Ich schaue meinen Ängsten mutig ins Gesicht!" Verankern Sie das Gefühl des Mutes in jeder Zelle Ihres Körpers.

Der Krieger II

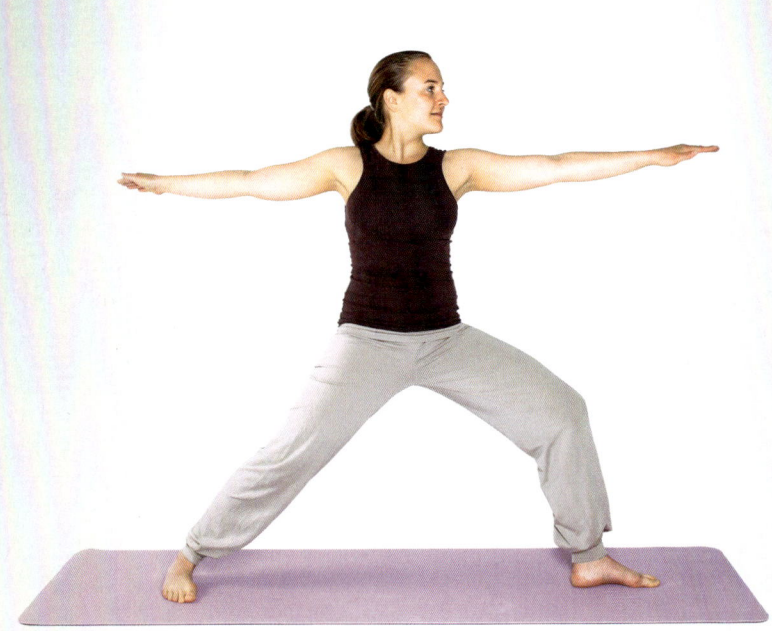

Diese Haltung, *Virabhadrasana II,* stärkt Ihr Selbstvertrauen und Ihren Mut. Dadurch können Sie leichter an die Orte gehen, die Sie fürchten und Situationen, die Sie ängstigen, souverän meistern.

■ Sie stehen aufrecht, das Gewicht ist gleichmäßig auf den Füßen verteilt. Legen Sie die Hände in der Gebetshaltung vor der Brust zusammen und atmen Sie ein. Atmen Sie aus und spreizen Sie die Beine seitlich in einem Abstand von ca. 1,20 Meter. Die Füße stehen nun parallel zueinander und zeigen nach vorn.

■ Einatmend heben Sie die Arme seitlich auf Schulterhöhe. Die Handflächen nach unten und die Schultern sind entspannt. Atmen Sie in dieser Haltung aus. Einatmend drehen Sie den rechten Fuß um 90 Grad nach rechts und den linken Fuß etwas nach rechts. Ihre Hüfte und Brust zeigen weiterhin nach vorn, während Sie den Kopf nach rechts drehen. Strecken Sie die Arme aktiv aus und verlängern Sie sie über die Finger. Spannen Sie die Muskeln am linken Knie etwas an. Ausatmend beugen Sie das rechte Knie, das sich direkt über dem Knöchel befindet, aber nicht darüber hinaus zeigt. Der Oberschenkel ist parallel zum Boden ausgerichtet. Dehnen Sie die rückwärtige Muskulatur des linken Beines und verankern Sie sich mit beiden Füßen fest im Boden, sodass Sie einen guten Stand haben. Atmen Sie ein bis zwei Minuten tief in dieser Stellung ein und aus.

Tipp: Lächeln Sie und sagen Sie sich selbst immer wieder: „Ich bin mutig wie eine Kriegerin/wie ein Krieger." Versuchen Sie dabei, das Gefühl des Mutes und der Selbstsicherheit in jeder Zelle Ihres Körpers zu verankern.

Die Vorwärtsbeuge

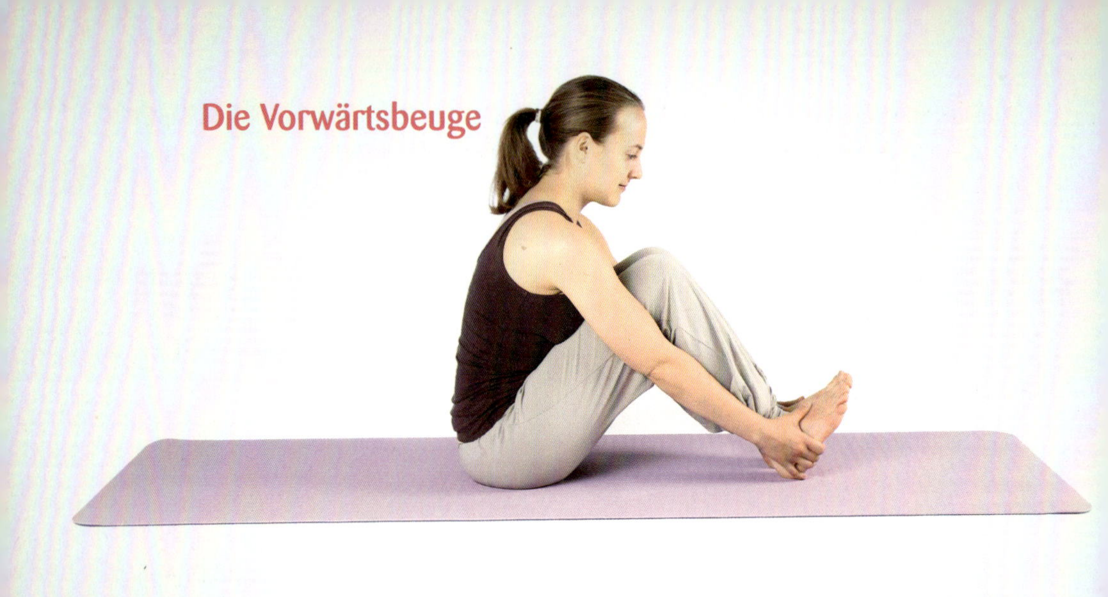

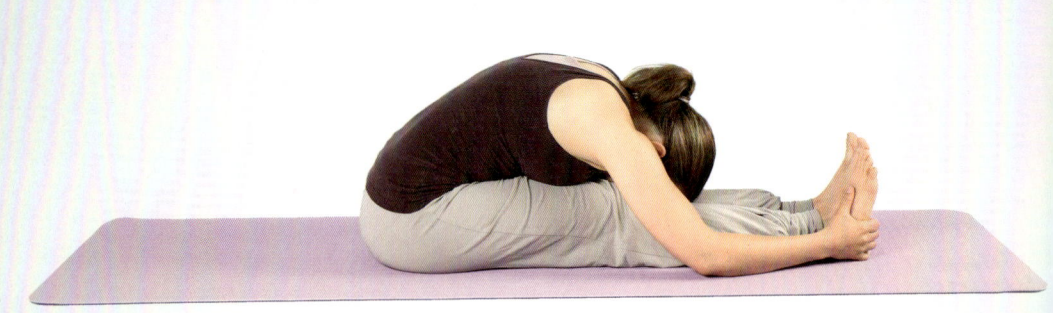

Die Vorwärtsbeuge, *Paschimothanasana,* ist eine der wichtigsten Asanas im Yoga, weil sie unmittelbar auf das Zentrale Nervensystem wirkt und dieses beruhigt.

- Setzen Sie sich aufrecht auf den Boden. Das Gewicht ist gleichmäßig auf beide Sitzhöcker verteilt. Ziehen Sie die Pobacken noch einmal jeweils zur Seite und verankern Sie sich wieder über die Sitzhöcker mit dem Boden. Bringen Sie dann Ihre Füße nah ans Gesäß und umfassen Sie die Füße mit den Händen. Der Oberkörper liegt eng an den Oberschenkeln.

- Atmen Sie ein und lassen Sie die Beine ganz langsam nach vorn gleiten. Gehen Sie nur so weit nach vorn, wie es für Sie leicht und angenehm ist. Entspannen Sie in die Position hinein. Bei Problemen im HWS-Bereich ziehen Sie das Kinn leicht in Richtung Brustkorb

- Verweilen Sie in dieser Haltung einige Minuten lang und entspannen Sie sich mehr und mehr in diese Haltung hinein. Richten Sie sich abschließend aus dem unteren Rücken wieder auf.

Tipp: Verbinden Sie Ihre Atmung mit dem Mudra „So ham!" Beim Einatmen sagen Sie „So" und beim Ausatmen sagen Sie „ham". Übersetzt bedeutet „So ham! „Ich bin". Dieses Mantra kann Sie stärken und ein Gefühl der inneren Sicherheit vermitteln.

Die Katze

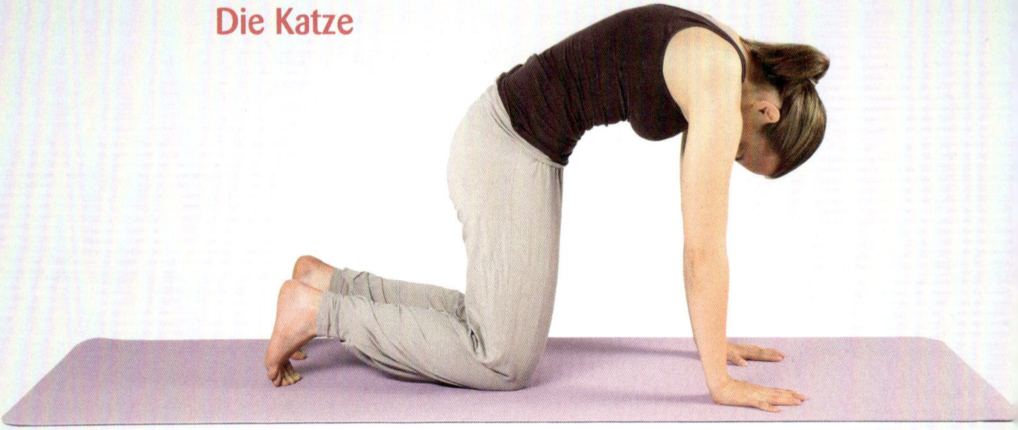

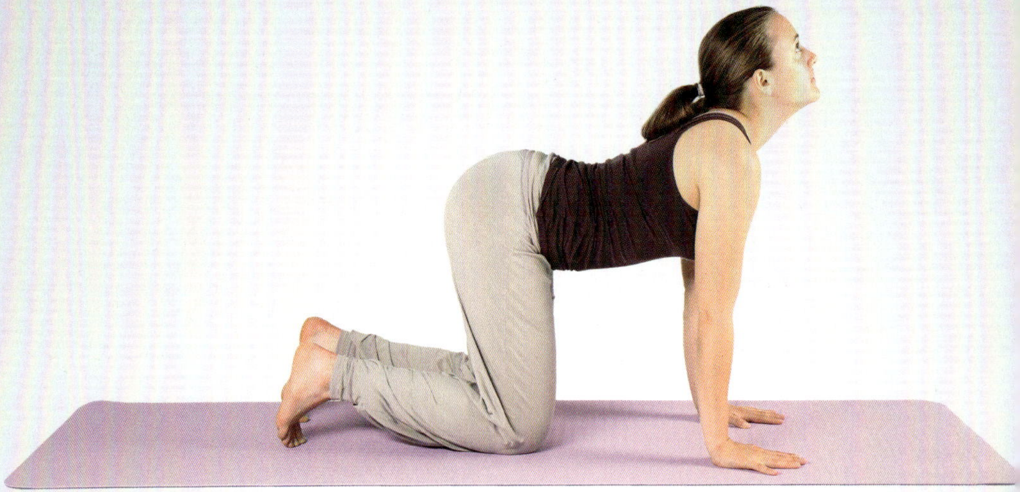

Die Katze, *Cakravakasana,* ist eine sehr wirkungsvolle Übung, weil die Wirbelsäule durch sie flexibler wird. Sinnbildlich fällt die Katze immer wieder auf ihre vier Pfoten und ist sehr beweglich und wendig. Sie hilft uns aus unserer Starre heraus.

■ Sie stehen im Vierfüßlerstand. Die Hände stehen direkt unter den Schultern und Ihre Knie unter den Hüften. Führen Sie Ihren Kopf in einem weiten Bogen nach vorn und unten. Runden Sie den Nacken, den Bereich zwischen den Schulterblättern, den ganzen Rücken wie einen Katzenbuckel nach oben. Stellen Sie sich dabei vor, dass Sie Ihr Steißbein und Ihr Becken nach innen und unten bringen, so wie eine Katze, die ihren Schwanz einzieht. Achten Sie darauf, dass Ihre Wirbelsäule rund ist.

■ Heben Sie nun das Steißbein wie eine Katze, die ihren Schwanz aufstellt. Kippen Sie Ihr Becken und lassen Sie dabei Ihren unteren Rücken sanft in ein leichtes Hohlkreuz sinken. Neigen Sie vom Kopf bis zum Becken Ihre ganze Wirbelsäule nach unten und bringen Sie dabei die Schulterblätter zusammen. Heben Sie den Kopf, ohne den Nacken zu verkürzen, und wölben Sie Ihre Wirbelsäule in eine geschwungene Form.

■ Fahren Sie langsam und rhythmisch mit dieser Bewegung fort, indem Sie die Wirbelsäule ausatmend von Kopf bis zum Steißbein nach oben wölben und einatmend vom Steißbein bis zum Kopf nach unten wölben. Lassen Sie anschließend Ihr Gesäß auf Ihre Fersen zurückkommen und strecken Sie Ihre Arme nach vorn aus.

Die Kobra

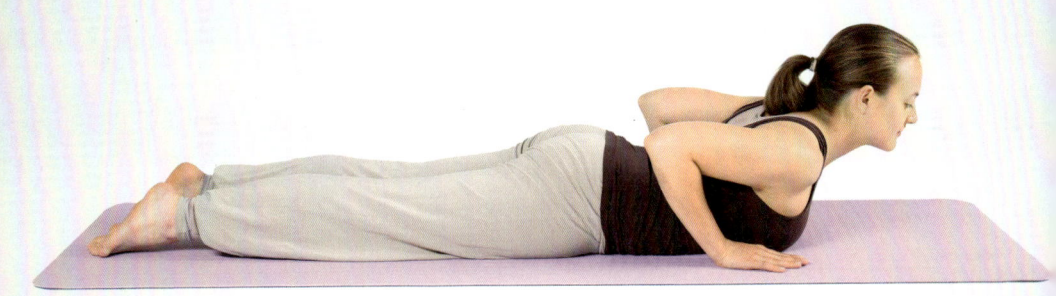

Die Kobra, *Bhujangasana,* ist eine der klassischen Asanas im Yoga. Sie unterstützt uns darin, den unteren Rücken zu stärken. Achten Sie hier besonders auf die tiefe Ausatmung, weil dadurch die Kraft in Ihrem Bauchraum aktiviert wird. Machen Sie sich dabei bewusst, dass durch diese Haltung der Parasympathikus aktiviert wird, jener Bereich des Nervensystems, der maßgeblich an der Entspannung beteiligt ist.

- Legen Sie sich auf den Bauch. Die Füße sind geschlossen. Die Stirn ist am Boden. Die Hände liegen neben den Schultern. Die Ellenbogen sind eng und locker neben dem Körper.

- Spannen Sie das Gesäß an, drücken Sie Becken und Schambein fest gegen den Boden.

- Heben Sie einatmend den Kopf und Wirbel für Wirbel den Oberkörper vom Boden ab. Der Kopf bleibt in der Verlängerung der Wirbelsäule. Der Blick ist zum Boden gerichtet. Atmen Sie tief bis in den Bauch hinein aus. Lächeln Sie, während Sie in dieser Haltung sind.

- Die Ellenbogen bleiben eng und locker neben dem Körper. Halten Sie die Stellung mehrere Atemzüge.

Tipp: Verbinden Sie sich mit der Kraft der Kobra: Sie richtet sich in Ihrer Stellung auf und schaut mutig und klar auf das, was vor ihr liegt. Sie begegnet ihm mit Kraft und Selbstvertrauen.

Der Bogen

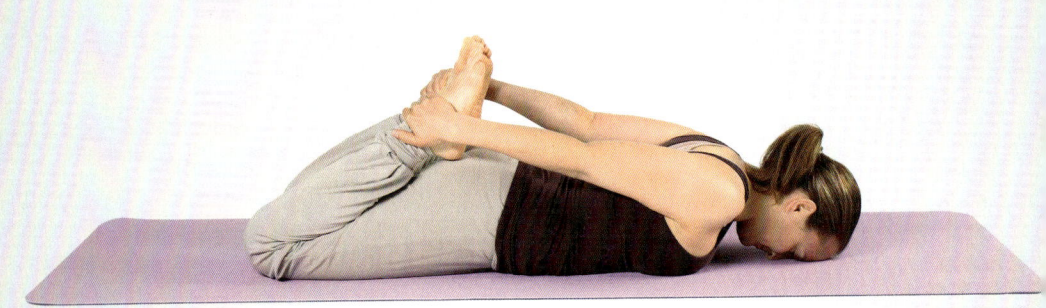

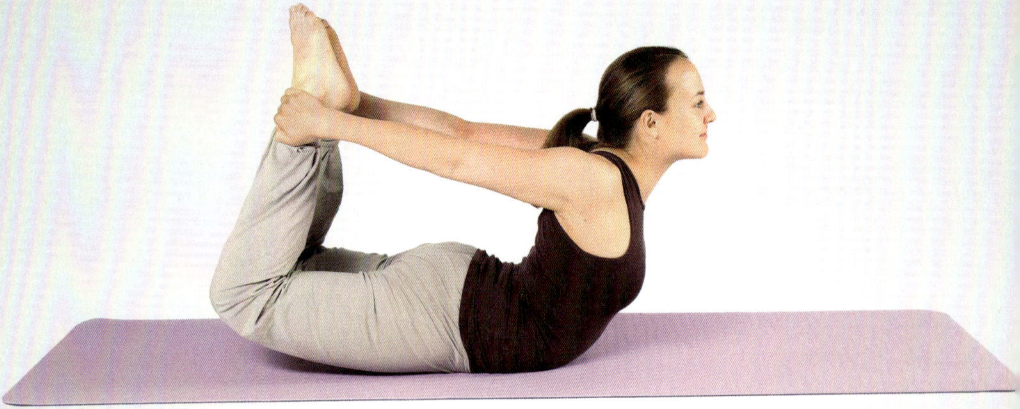

Der Bogen, *Dhanuvasana,* ist ebenfalls eine der klassischen Yoga-Asanas, die uns darin unterstützt, zu uns selbst zu kommen und unser Zentrum zu stärken.

- Sie liegen auf dem Bauch, die Arme liegen zuerst neben dem Körper und die Stirn berührt den Boden, die Beine sind leicht gegrätscht.

- Winkeln Sie die Knie ab und führen Sie die Füße in Richtung Gesäß.

- Greifen Sie mit den Händen nach hinten und umfassen Sie die Knöchel.

- Spannen Sie dabei die Bauch- und Beckenmuskulatur an.

- Mit dem nächsten Einatmen heben Sie den Kopf und ziehen gleichzeitig die Beine etwas vom Boden ab.

- Halten Sie diese Stellung einige Atemzüge lang, bevor Sie wieder in die Ausgangsstellung zurückkehren.

Tipp: Wenn Sie den Bogen regelmäßig üben, stabilisiert er Ihren Bauchraum und gibt Ihnen das Gefühl, ein stabiles Zentrum zu haben, das Sie in Ihrer Handlungs- und Entscheidungsfähigkeit stärkt. Machen Sie sich diese Wirkung immer wieder bewusst. Verwenden Sie auch ein Mantra, während Sie diese Übung machen: „So ham!" oder „Ich agiere zielgerichtet und ohne Angst!"

Die Schwalbe

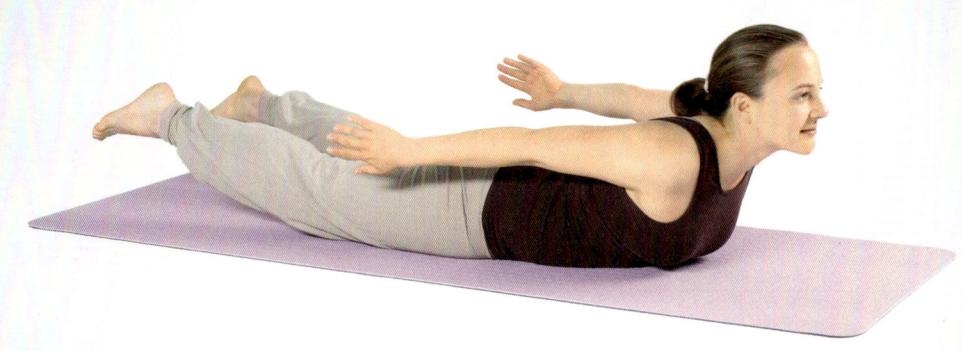

Die Schwalbe, *Shalabhasana,* ist eine Variation der Heuschrecke. Sie unterstützt uns darin, die rumpfaufrichtende Muskulatur des Rückens zu stärken. Wenn wir sie regelmäßig üben, erhalten wir automatisch mehr Rückhalt im Sitzen und im Stehen. Wenn es uns gelingt, uns aus unserer eigenen tiefen Muskelkraft aufzurichten, schaffen wir automatisch mehr Raum für unseren Atem, sodass dieser tiefer wird und uns nähren kann. Symbolisch stärken wir uns mit dieser Übung selbst den Rücken.

- Sie liegen auf dem Bauch, die Arme liegen zuerst neben dem Körper, die Beine sind leicht gegrätscht.

- Mit einer Einatmung dehnen Sie sich, ausgehend vom Nabel, die Beine nach unten und heben die Beine, Arme und den Oberkörper aus Ihrer Mitte heraus nach vorne und hinten. Verweilen Sie hier einige Atemzüge.

- Lächeln Sie in diese Stellung hinein. Versuchen Sie, diese Haltung gleichzeitig leicht und stabil auszuführen.

- Mit dem Ausatmen kommen Sie wieder zurück in die Ausgangsposition. Entspannen Sie den ganzen Körper und sammeln Sie sich im Nabelzentrum.

Tipp: Sagen Sie sich in dieser Haltung immer wieder: „Ich selbst stärke mein Rückgrat und gebe mir Kraft und Stabilität."

Der Delfin

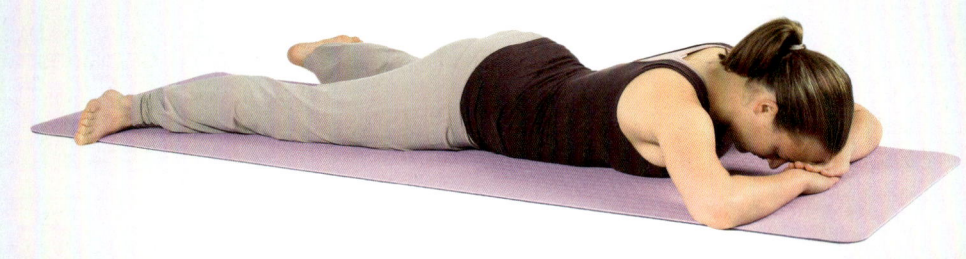

Der Delfin, *Makarasana,* ist eine sehr entspannende Übung, die uns darin unterstützen kann, das Loslassen zu üben.

- Legen Sie sich auf eine weiche Unterlage auf den Bauch.

- Die Zehen zeigen nach außen.

- Der Kopf liegt auf den Händen.

- Atmen Sie tief in Ihren Bauch ein und aus.

- Entspannen Sie Ihren ganzen Körper.

- Gehen Sie in Gedanken Ihren ganzen Körper durch und entspannen Sie nach Möglichkeit alle Muskeln. Lächeln Sie und entspannen Sie in dieses Lächeln hinein.

- Lassen Sie sich mit jedem Ausatmen ein Stück mehr von der Unterlage, von der Erde tragen.

Tipp: Sagen Sie sich: „Ich werde von der Erde getragen. Sie hält mich."

Anmerkung: Der Delfin wird in Sanskrit mit „Makarasana" übersetzt. Diese Bezeichnung wird – so wie ich immer wieder höre fälschlicherweise dem „Krokodil" gegeben. Das Krokodil wird aber von manchen Lehrern im Sanskrit mit „Nakrasana" übersetzt. Hier kommt es immer wieder zu unterschiedlichen Namensgebungen.

Das Siegel des Yoga

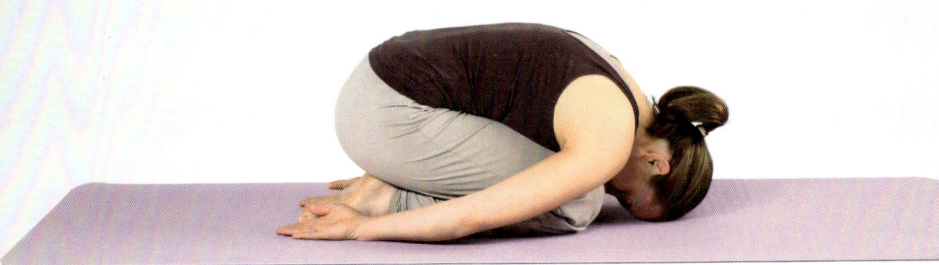

Das Siegel des Yoga, im Sanskrit „Yogamudra", ist eine Haltung, die sich auch hervorragend eignet, um wieder im eigenen Körper anzukommen. Sie ist sehr beruhigend und eignet sich auch immer wieder zwischen einzelnen Haltungen, wenn man das Gefühl hat, außer sich zu sein.

- ■ Begeben Sie sich in den Fersensitz. Sie können eine Decke unter Ihre Füße legen, das ist entspannter für den Fußrücken.

- ■ Stellen Sie Ihre Hände vor den Knien auf und dehnen Sie sich noch einmal wie aus der Wirbelsäule heraus nach oben.

- ■ Beugen Sie sich langsam aus dem Rumpf heraus nach vorn und führen Sie die Stirn zum Boden. Legen Sie die Arme entweder neben den Körper oder vor den Körper. Die Handflächen liegen auf dem Boden. Wenn Sie mit der Stirn nicht zum Boden kommen, bringen Sie Ihre Hände flach übereinander oder stellen Sie die Fäuste aufeinander, um Ihre Stirn darauf abzustützen.

- ■ Lenken Sie den Atem in den Becken- und Bauchraum und atmen Sie tief in diese Region hinein. Lassen Sie sich dabei bei jedem Ausatmen tiefer auf die Unterlage sinken.

Tipp: Sagen Sie sich in dieser Haltung: „Die Erde trägt mich! Ich kann mich ihr vollkommen anvertrauen!" Versuchen Sie dabei, dieses Gefühl des Getragenwerdens in jeder Zelle Ihres Körpers zu verankern.

Das Krokodil

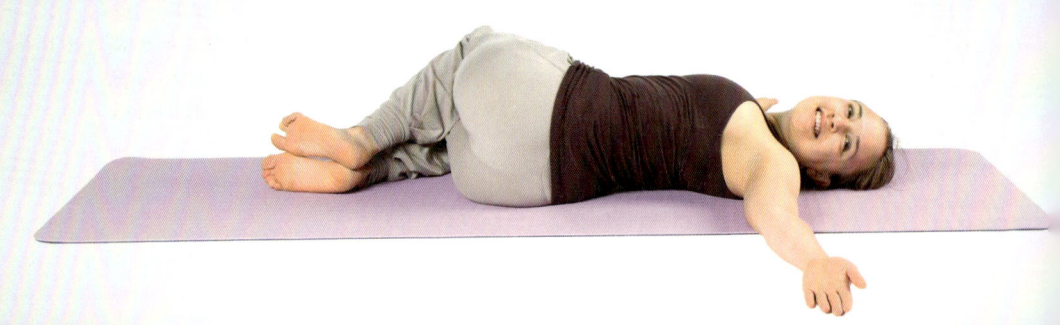

Das Krokodil, im Sanskrit mit „*Nakrasana*" übersetzt, ist eine sehr wirkungsvolle klassische Yogahaltung. Sie stärkt unser Rückgrat und verleiht uns gleichzeitig mehr Flexibilität.

- Sie liegen auf dem Rücken. Die Beine sind ausgestreckt. Breiten Sie die Arme seitlich auf Schulterhöhe aus. Die Handflächen zeigen zum Boden. Stellen Sie beide Beine auf und ziehen Sie eines nach dem anderen an den Bauch. Drücken Sie Ihren unteren Rücken in den Boden.

- Bei Problemen im HWS-Bereich ziehen Sie das Kinn leicht in Richtung Brustkorb und lassen erst den Kopf nach unten sinken.

- Lassen Sie dann die Beine langsam zur linken Seite fallen, bis sie am Boden ankommen. Wenn sie dort nicht landen, legen Sie eine Decke oder ein Kissen darunter, sodass sie auf einer Unterlage liegen bleiben. Die Schulter bleibt währenddessen fest am Boden. Versuchen Sie mit jedem Ausatmen mehr in die Haltung hineinzukommen. Atmen Sie in diese Stellung hinein und verweilen Sie hier, solange Sie sich dabei wohlfühlen.

- Kommen Sie zur Mitte zurück und wechseln Sie die Seite.

Tipp: Diese Übung stützt den unteren Rücken. Stellen Sie sich vor, wie Sie mit der Einatmung helles, heilendes Licht durch die ganze Wirbelsäule einatmen und alle angestauten Ängste, besonders jene, die sich im Lendenwirbelbereich festgesetzt haben, ausatmen.

Die Endentspannung

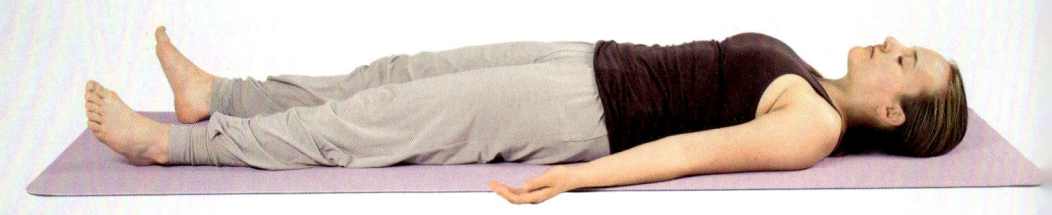

Die Endentspannung, im Sanskrit „*Shavasana*" genannt, können Sie auch als Zwischenentspannung zwischen einzelnen Übungen machen. Abschließend am Ende einer Sequenz ist es ratsam, fünf bis zehn Minuten in Shavasana zu verweilen, um den Körper zu entspannen.

- Sie liegen auf dem Rücken, die Beine sind leicht gegrätscht, die Füße fallen nach außen. Die Schultern liegen entspannt am Boden, die Arme liegen neben dem Körper, die Handrücken berühren den Boden.

- Schließen Sie die Augen und machen Sie sich die Unterlage bewusst. Richten Sie Ihre Aufmerksamkeit auf Ihren Atem. Spüren Sie nun einige Atemzüge lang Ihren eigenen, ganz natürlichen Atemrhythmus. Atmen Sie bewusst tiefer aus als ein und lassen Sie mit jedem Ausatmen noch mehr los. Dabei wird Ihr Körper weicher und gleichzeitig weiter. Gleichzeitig sinken Sie mit jedem Ausatmen ein wenig tiefer in die Unterlage und lassen sich von ihr tragen. Bleiben Sie achtsam bei Ihrem Atem. Setzen Sie dies so lange fort, bis Sie in ein tiefes Gefühl der Entspannung eingetreten sind.

- Um sich wieder aus diesem Entspannungszustand zu lösen, atmen Sie bewusst tiefer ein. Machen Sie sich mit jedem Einatmen auch wieder Ihre Unterlage und den Raum, in dem Sie liegen, bewusst. Öffnen Sie die Augen, strecken Sie sich und lassen Sie Ihren Körper die Bewegungen machen, die er jetzt nach dieser wohltuenden Entspannung gern machen möchte.

Der Notfallkoffer

Das, was uns an der Angst krank macht, ist die innere Enge, die entsteht, wenn wir uns über die Maßen Sorgen machen oder die Welt nur noch durch einen Tunnelblick wahrnehmen. Dieses Gebundensein der angstvollen Energie bezieht sich oft auf eine Erfahrung aus der Vergangenheit, die wir nicht verarbeitet haben, oder aber auf ein Ereignis, das vor uns liegt. Manche negativen Erlebnisse aus unserem Leben sind noch so tief in unserem Nervensystem festgefroren, dass eine Kleinigkeit reicht, um die Erinnerung an sie auszulösen. Dann versetzt sie uns wieder in die gleiche Angst wie früher und wir fühlen uns unbewusst noch genauso ausgeliefert wie in der damaligen Situation.

Eine Erfahrung, die uns zutiefst überfordert hat und in der wir eine tiefe Ohnmacht erfahren haben, wird alle zukünftigen Erlebnisse beeinflussen und in den Schatten der Angst vor einer Wiederholung stellen. Ein traumatisches Erlebnis, wie eine Vergewaltigung, ein schwerer Verkehrsunfall oder eine Demütigung am Arbeitsplatz, werden nicht nur in dem Moment, in dem diese Erfahrung passiert, eine tiefe Traumatisierung und damit einhergehend ein Gefühl tiefster Ohnmacht auslösen, sondern führen auch dazu, dass wir sie in die Zukunft hineinprojizieren und damit rechnen, dass wir ähnliche Erfahrungen machen werden und unser Erleben immer von Angst geprägt ist. Solche tiefsitzenden Traumata können nur mithilfe eines dafür ausgebildeten Therapeuten erlöst werden.

Der Yoga kann uns hier flankierend zur Seite stehen und uns helfen, um uns immer wieder zu erden. Die Ursachen tiefer traumatischer Erfahrungen können nicht allein durch die Yogapraxis behoben werden, aber sie kann uns dabei helfen, mehr innere Stabilität zu bekommen.

Doch auch eine Situation, die nicht ganz so dramatisch ist, zum Beispiel eine Prüfung, ein Umzug, eine Pensionierung oder selbst eine Hochzeit, können Ängste auslösen. Zum Glück hat der Yoga auch hier hilfreiche Übungen und lehrt uns: Wir selbst haben einen erheblichen Einfluss darauf, ob wir eine Situation voller Angst erleben oder ob wir ihr mit Gelassenheit begegnen und uns und unserem Körper unnötigen Stress ersparen.

Wie bedrohlich wir eine Situation auch erleben mögen, eine Umlenkung unserer Achtsamkeit, weg von der Angst und hin zu etwas, das uns darin unterstützt, den Blick wieder zu weiten, um zu erkennen, dass unsere Angst überdimensioniert ist, so wie wir sie uns gerade in unserem Kopf ausmalen, ist das A und O, um besser mit den eigenen Ängsten leben zu können. Das ist leichter gesagt als getan, denn wenn die Angst uns in ihren Klauen hat und wir den Moment nur noch durch einen Tunnelblick sehen, empfinden wir alles als bedrohlich. Die Gedanken kreisen nur noch um das negativ besetzte Thema; die Angst schraubt sich immer tiefer in unseren Kopf und versetzt das Nervensystem immer mehr in Aufregung. Es ist ein einziger Teufelskreislauf: Die Gedanken werden immer düsterer und die Angst wird immer größer. Diesen Kreislauf gilt es zu unterbrechen.

Zehn Übungen für den Notfall

Die hier aufgeführten Übungen haben sich in meiner eigenen Erfahrung und auch bei Teilnehmern meiner Kurse als besonders hilfreich erwiesen, um diese Negativspirale zu unterbrechen und wieder einen klaren Kopf zu bekommen. Manchmal kann ein Mantra oder eine Atemübung uns bereits nach wenigen Minuten wieder in die Gegenwart zurückholen. Manchmal dauert es länger, doch gerade in solchen Situationen ist es wichtig, dranzubleiben. Vielleicht hält die Entspannung nur kurz an, bevor sich der Geist wieder um die gleichen Gedanken dreht, aber auch dann sollten Sie weitermachen. Nach und nach werden die Zeiten, in denen die Entspannung sich über den Geist auf unseren Körper auswirkt, jedoch länger und die Phasen der Angst kürzer. *Jeder* Mensch besitzt die Möglichkeit, innerhalb des sogenannten Toleranzfensters lernfähig und offen zu sein und seine Fähigkeit zu schulen, auf bestimmte Situationen mit mehr Gelassenheit zu reagieren.

Vielleicht werden nicht alle hier vorgestellten Übungen Sie ansprechen. Suchen Sie sich solche heraus, auf die Sie schnell und positiv reagieren, und praktizieren Sie diese nach Möglichkeit so oft es geht. Denken Sie dabei an die neuen Wege, die in Ihrem Gehirn gebahnt werden.

Untersuchungen haben gezeigt, dass Menschen, die regelmäßig Yoga machen, auf Stresssituationen überlegter und zielsicherer reagieren. Untersuchungen haben aber auch gezeigt, dass solche Techniken nur dann wirksam sind, wenn sie regelmäßig praktiziert werden. Dann verankert sich ihre Wirksamkeit im Gehirn, die dafür notwendigen neuronalen Verbindungen sind geschaffen, sodass sie in für Sie bedrohlichen Situationen nur in den Notfallkoffer greifen müssen und die für Sie passende Übung anwenden können.

Die Sitzhöcker verankern

Diese erste Übung verankert den Geist in den Sitzhöckern, sodass die angstmachenden Gedanken nicht mehr so leicht umherschwirren können.

■ Sie sitzen aufrecht. Die Füße sind parallel aufgestellt. Verwurzeln Sie diese gedanklich im Boden. Richten Sie Ihre Wirbelsäule auf und nehmen Sie ganz bewusst Kontakt mit der Rücklehne, der Unterlage und den Füßen auf.

■ Machen Sie sich Ihren Körper, der in Kontakt mit dem Boden und dem Stuhl ist, als Ganzes bewusst. Gehen Sie dann mit Ihrer Aufmerksamkeit zur Unterlage. Legen Sie Ihre Hände unter das Gesäß, sodass Sie die Sitzhöcker ganz bewusst spüren. Wenn der Kontakt hergestellt ist, nehmen Sie Ihre Hände wieder weg und lassen Sie sich noch bewusster auf dem Stuhl oder der Unterlage nieder. Stellen Sie sich dabei vor, wie sich Ihre Sitzhöcker durch die Unterlage in die Erde bohren und sich darin verankern.

■ Atmen Sie tief in Ihr Becken und in Ihre Sitzhöcker hinein und stellen Sie sich dabei vor, wie Ihre Angst durch die Sitzhöcker in den Boden abgeleitet wird. Atmen Sie immer wieder tief ein und lassen Sie die Ausatmung von Mal zu Mal länger werden.

Tipp: Diese Übung können Sie überall machen: während einer Konferenz, in der U-Bahn oder im Auto.

Die eigene Mitte finden

Die eigene Mitte wiederzufinden ist deshalb so wichtig, weil uns gerade in Situationen, die uns Angst machen, der Kontakt zu ihr verloren gegangen ist. Diese Beziehung gilt es wiederherzustellen.

- Sie sitzen aufrecht und mit geradem Rücken auf einem Stuhl oder einem Meditationskissen. Die Zunge liegt am Gaumen an. Die Hände ruhen locker auf den Oberschenkeln. Mit geschlossenen Augen oder den Blick in die Leere gerichtet beobachten Sie Ihren Atem, wie er ganz von selbst kommt und geht.

- Begleiten Sie den Atem mit einer sanften Bewegung Ihrer Hände. Beim Einatmen zeigen die Handflächen nach oben, bereit dazu, heilvolle Energie aufzunehmen, die Sie darin unterstützt, zu Ihrer eigenen Mitte zu kommen. Beim Ausatmen zeigen die Handflächen nach unten, um Altes und Überflüssiges an den Boden abzugeben.

- Üben Sie so einige Minuten.

Tipp: Diese Atemübung eignet sich besonders, während Sie auf Ihren Flug warten und sich unwohl fühlen, sich auf eine Besprechung vorbereiten und Angst haben zu versagen, und wenn Sie das Gefühl haben, den Kontakt zur eigenen Mitte verloren zu haben.

Heißen Kaffee kühlen

Diese Übung eignet sich, wenn Sie sich vor lauter Sorgen oder Ängsten nicht mehr konzentrieren können. Wenn Sie zum Beispiel beruflich eine Präsentation vorbereiten müssen und Angst haben zu versagen, sollten Sie sich ein paar Momente Zeit nehmen und sich eine Tasse Kaffee oder Tee einschenken, um diese Atemübung zu machen.

- Sie sitzen oder stehen aufrecht da und halten die Tasse mit einem heißen Getränk in der Hand.

- Spitzen Sie nun die Lippen wie zum Pfeifen, atmen Sie durch die Nase ein und durch die gespitzten Lippen wieder aus, um das heiße Getränk abzukühlen. Wiederholen Sie die Übung einige Male, bis Sie merken, dass Sie wieder klarer im Kopf sind und sich wieder besser konzentrieren können.

Tipp: Haben Sie kein heißes Getränk zur Hand, stellen Sie es sich einfach vor. Es geht in erster Linie um das lange Ausatmen. Dieses signalisiert dem Parasympathikus, dass keine Gefahr besteht und er entspannen kann. Dadurch beruhigt sich der Körper und in Wechselwirkung damit auch der Geist.

Die Gehmeditation

Für mich persönlich, aber auch für einige meiner Kursteilnehmer, gibt es keine beruhigendere Übung als die Gehmeditation, bei der wir ganz langsam Schritt für Schritt gehen. Wenn Ängste uns beherrschen, sind wir oft unkonzentriert, fahrig und außer uns. Die Gehmeditation bringt uns über die Füße wieder ins Hier und Jetzt.

- Wählen Sie eine kleine Wegstrecke von etwa 20 Schritten, auf der Sie ganz langsam und bewusst Schritt für Schritt gehen.

- Legen Sie Ihre Hände vor dem Bauch zusammen. Ballen Sie die linke Hand zur Faust und umfassen Sie die linke mit der rechten Hand. Das verleiht zusätzliche Stabilität.

- Richten Sie Ihre ganze Aufmerksamkeit auf Ihre Füße. Nehmen Sie wahr, wie diese den Boden berühren, wenn Sie den Fuß aufsetzen.

- Gehen Sie ganz bewusst nur diese kurze Wegstrecke auf und ab. Wenn möglich, gehen Sie barfuß.

Tipp: Wenn Sie geübter sind, können Sie die Gehmeditation auch ausdehnen und regelmäßig üben, wenn Sie zum Beispiel vom Auto ins Büro gehen.

Sich öffnen und schließen

■ Sie sitzen im Fersensitz auf dem Boden. Erheben Sie sich einatmend in den Kniestand und führen Sie die Arme in die Senkrechte in Richtung Himmel. Machen Sie Ihren Nacken lang und schauen Sie nach oben. Bleiben Sie einen Moment in der Atemfülle und in der Geste der Öffnung und Hingabe.

■ Bringen Sie ausatmend das Gesäß wieder zurück zu den Fersen. Legen Sie Ihre Hände über Kreuz auf die Schultern und halten Sie sich ganz bewusst selbst fest. Lassen Sie den Kopf nun ganz bewusst sinken. Bleiben Sie ganz bewusst am Ende der Ausatmung noch in dieser Geste der inneren Sammlung und dem Bewusstsein, dass Sie sich selbst Halt geben. Fahren Sie fort, sich in Ihrem eigenen Rhythmus einatmend zu öffnen und ausatmend zu schließen und sich selbst Halt zu geben.

■ Verweilen Sie am Ende der Übung und halten Sie sich noch einmal ganz bewusst fest. Fahren Sie abschließend mit Ihren Händen über Kreuz die Oberarme herunter und drücken Sie dabei die Hände fest auf die Arme, sodass Sie sich selbst spüren.

Tipp: Die Übung wird intensiviert, wenn Sie die Ausatmung bewusst verlängern, das heißt: 4 Sekunden einatmen und 6 bis 8 Sekunden ausatmen.

SA-TA-NA-MA

Das Mantra SA-TA-NA-MA steht den ewigen Kreislauf des Lebens. Alles in der Natur ist mit diesem Kreislauf verbunden: Jeder Baum erblüht im Frühjahr neu, strahlt im Sommer im grünen Blätterkleid, verwelkt im Herbst und wirkt im Winter wie schlafend oder tot, wenn alle Blätter abgefallen sind. SA steht für die Geburt – TA für das Leben – NA für den Tod – MA für die Wiedergeburt

Durch die Rezitation machen wir uns die Vergänglichkeit von allem bewusst und lernen, uns auf spielerische Weise zu konzentrieren. Sie müssen sich so sehr auf die Koordination der einzelnen Silben und der Finger konzentrieren, dass sie nicht von anderen Gedanken abgelenkt werden können. Sobald Sie mit den Gedanken abschweifen, kommen Sie aus dem Rhythmus.

Die Hände liegen locker auf den Knien und die Finger beider Hände werden synchron bewegt:

- SA: Daumen und Zeigefinger berühren sich

- TA: Daumen und Mittelfinger berühren sich

- NA: Daumen und Ringfinger berühren sich

- MA: Daumen und kleiner Finger berühren sich

Danach beginnen Sie wieder von vorn und verändern Sie immer wieder die Lautstärke.

Beruhigende Mondatmung

Diese Übung beruhigt das Nervensystem und entspannt den Geist. Besonders in solchen Momenten, in denen Ihre Gedanken immer wieder um Ängste kreisen, empfiehlt sich die beruhigende Mondatmung.

- Kommen Sie in einen aufrechten, bequemen Sitz Ihrer Wahl. Nehmen Sie ganz bewusst Ihre Unterlage wahr und verankern Sie Ihre Sitzhöcker in der Unterlage. Daumen und Zeigefinger der linken Hand berühren sich. Atmen Sie ruhig und tief durch beide Nasenlöcher aus.

- Bringen Sie Zeige- und Mittelfinger zur Handinnenfläche der rechten Hand. Schließen Sie dann das rechte Nasenloch mit dem rechten Daumen und atmen Sie über das linke Nasenloch ein.

- Schließen Sie das linke Nasenloch mit der Kuppe des Ringfingers und atmen Sie rechts aus.

- Fahren Sie damit fort, immer links einzuatmen und rechts auszuatmen.

- Stellen Sie sich dabei vor, links kühlende, beruhigende Mondenergie einzuatmen und diese in die aktive rechte Sonnenseite zu verströmen, bis Ihr ganzes System wieder ausgeglichen ist.

Tipp: Diese Übung eignet sich besonders nachts, wenn Sie nicht schlafen können.

Labeling

Diese Übung unterbringt den endlosen Strom von angsterfüllenden Gedanken, weil wir uns über die Sinne auf den gegenwärtigen Moment konzentrieren müssen. Sie ist der ideale Anker für das „Hier und Jetzt".

- Sie sitzen mit geschlossenen Augen auf einem Meditationskissen oder Stuhl. Konzentrieren Sie sich auf Ihre Atmung. Nehmen Sie bewusst wahr, wie Sie ein- und ausatmen.

- Wenn sich ein Gedanke, ein Gefühl, eine Körperempfindung oder eine sinnliche Wahrnehmung in den Vordergrund drängt, benennen Sie diese einfach beispielsweise mit „Hören, Hören" oder „Fühlen, Fühlen" oder „Sehen, Sehen".

- Wenden Sie sich dann wieder der wertfreien Beobachtung Ihrer Atmung zu. Sobald eine Wahrnehmung auftaucht und Ihre Aufmerksamkeit absorbiert, benennen Sie diese wieder.

- Nehmen Sie sich für diese Übung 10 bis 20 Minuten Zeit.

Tipp: Wenn Sie etwas geübter sind, können Sie diese Übung auch mit offenen Augen machen und zum Beispiel mit der Gehmeditation kombinieren.

Anspannung lösen

Auf jede Anspannung sollte eine Entspannung folgen. Durch diese Übung signalisieren wir unserem Körper, dass alles gut ist und er sich entspannen kann.

- Sie liegen auf dem Rücken. Schließen Sie die Augen. Entspannen Sie mental jeden Teil Ihres Körpers. Beginnen Sie mit den Füßen. Gehen Sie dann weiter hoch zu den Fußgelenken, den Unterschenkeln, Knien, Oberschenkeln, zu Becken und Rücken. Gehen Sie dann weiter zur Vorderseite und entspannen Sie mental Bauch- und Brustraum, den Schultergürtel, die Arme und Hände, Hals, Nacken, Hinterkopf und Gesicht.

- Atmen Sie ein und strecken Sie mit dem Einatmen Arme und Hände nach oben aus.

- Spreizen Sie Ihre Finger weit auseinander und ballen Sie die Hände zu Fäusten. Bauen Sie weiter Spannung in den Armen und den Händen auf. Spannen Sie das Gesicht an, indem Sie alle Muskeln zur Nase ziehen, dann den Oberkörper und den Bauch. Halten Sie die Spannung ein paar Sekunden.

- Ziehen Sie die geballten Fäuste zur Brust, reißen Sie die Augen auf, strecken Sie die Zunge heraus und atmen Sie dabei laut durch den Mund aus. Wiederholen Sie die Übung ein paar Mal.

Tipp: Stellen Sie sich vor, wie beim Ausatmen Ihre Angst ganz bewusst den Körper verlässt.

Den Geist im Körper verankern

Wenn wir Angst haben, sind wir meistens außer uns und mit den Gedanken irgendwo in der Zukunft. Verankern wir den Geist hingegen im Körper, sind wir viel präsenter im gegenwärtigen Moment.

- Kommen Sie in einen aufrechten Sitz und verankern Sie Ihre Sitzhöcker in der Unterlage. Schließen Sie die Augen, entspannen Sie den Blick hinter den geschlossenen Lidern, indem Sie alle Anspannung in den Muskeln, die die Augen ausrichten, lösen.

- Spüren Sie in Ihren Körper hinein und finden Sie einen Ort, an dem Sie die Aufmerksamkeit fixieren. Wählen Sie dazu den Becken- oder Herzraum.

- Sobald Ihre Wahrnehmung dort stabil geworden ist, öffnen Sie die Augen halb. Lassen Sie die Augen weiterhin ganz entspannt, sodass der Blick diffus bleibt, während Sie nach außen schauen, ohne zu sehen.

- Verweilen Sie so, ohne zu blinzeln. Halten Sie die innere Wahrnehmung stabil und dennoch entspannt, während Sie die Augen offen halten. Wenn die Aufmerksamkeit nachlässt, schließen Sie kurz die Augen und sammeln sich wieder, bevor Sie die Augen erneut öffnen.

- Schließen Sie abschließend noch einmal die Augen, bevor Sie sich wieder den äußeren Dingen zuwenden.

Tipp: Wenn Sie sich angegriffen fühlen, ist diese Übung besonders hilfreich.

Den eigenen Geist beruhigen

Das *Yogasutra* des Patanjali hat das Ziel, den Geist zu beruhigen. Unruhe im Geist entsteht, wenn wir etwas begehren, etwas nicht haben wollen oder Angst vor etwas haben. Negative Gedanken, die unser Geist produziert, spielen im Zusammenhang mit Ängsten eine große Rolle. Jeder ängstliche Gedanke und jede Sorge wirken sich auf unser ganzes Sein aus. Wenn wir mit viel Angst an eine Situation herangehen, so wird sich dies auch sofort körperlich bemerkbar machen.

Wie bereits mehrfach in diesem Buch erwähnt, hilft der Yoga uns dabei, eine Distanz zwischen uns und unseren Gedanken herzustellen, wodurch wir erkennen, dass wir selbst unsere Realität bestimmen und maßgeblichen Einfluss darauf haben, wie wir auf eine Situation reagieren. Das heißt, dass wir selbst mitbestimmen, ob wir ein Ereignis voller Angst erleben oder ob wir ihm mit Gelassenheit, Ruhe und Souveränität begegnen. Aussagen wie diese sollte man so lange wiederholen, bis sie Wirklichkeit werden.

Wenn Gedanken zu Mantras werden

Es heißt, dass wir über den Tag verteilt ca. 60.000 Gedanken produzieren. Die meisten davon wiederholen sich. Viele davon sind negativ. Mit ihnen machen wir uns selbst klein oder schüren unsere Sorgen und Ängste. Kreisen unsere Gedanken wie ein Mantra mit dem Inhalt „Ich kann das nicht" oder „Das geht nicht gut!" immer um unsere Sorgen und Ängste, werden wir früher oder später psychisch oder physisch krank. Das hängt damit zusammen, dass unser Nervensystem bei Ängsten stärker aktiviert wird und überreagieren kann. Das empfinden wir nicht nur in einem solchen Moment, der uns mit Angst erfüllt, als sehr unangenehm, sondern es ist auch langfristig sehr belastend, sowohl für den Körper als auch für den Geist.

Dass unser vegetatives Nervensystem äußerst empfindlich auf Gedanken und Worte reagiert und höchst sensibel jede innere und äußere Verstimmung wahrnimmt, sollten wir wissen. Allerdings hat diese hohe Sensibilität auch einen Vorteil: Wir selbst können willentlich mit Gedanken, Worten und Handlungen Einfluss darauf nehmen. Das heißt, dass wir selbst entscheiden können, ob wir in unseren Sorgen und belastenden Ängsten gefangen bleiben, oder ob wir sie verändern, zum Beispiel durch einen achtsamen Umgang mit unseren Gedanken und Worten oder mithilfe eines Mantras oder einer positiven Affirmation. Mantras und Affirmationen erreichen den Menschen auf der Gefühlsebene und wirken über diese heilsam auf den Körper, indem sie die vegetativen Funktionen beeinflussen. Wiederholen Sie deshalb Sätze wie „Ich bin stark wie ein Berg" so häufig wie möglich oder suchen Sie sich eine persönliche Affirmation, die Sie stärkt. Auch das Mantra „So ham" – „Ich bin" ist ein bewährtes Gegenmittel bei Ängsten, ebenso wie das Mantra „Om", das heiligste und kraftvollste aller Mantren. Das Tönen des heiligen Lautes „Om" stoppt den negativen Gedankenfluss, lenkt die Achtsamkeit auf das Mantra und bringt uns dadurch wieder in die Gegenwart zurück. Ähnlich wie bei anderen Gewohnheiten, so hinterlassen auch Gedanken, die wir wiederholen, Spuren im Gehirn. Je häufiger Sie eine positive Affirmation oder ein heilsames Mantra aussprechen, desto tiefer gräbt es sich in Ihr Gehirn ein. Wiederholen Sie einen positiven Gedanken deshalb so lange, bis er Wirkung zeigt. Machen Sie sich bewusst, dass man die Wahrheit tausendmal hören muss, bevor sie Wirklichkeit wird.

Bhavana – ein positives Bild

Den Strom der dunklen, mit Angst erfüllenden Gedanken und Szenarien, die wir uns in unserem Kopf ausmalen, können wir nicht nur durch positive Gedanken und heilende Mantras unterbrechen, sondern auch durch ein positives inneres Bild. Ein solches wird im Yoga als Bhavana bezeichnet. Erwiesenermaßen helfen uns positive innere Bilder dabei, den eigenen Geist zu beruhigen. Das innere Bild eines schönen Strandes, an dem Sie spazieren gehen, oder einer blühenden Bergwiese, auf der Sie liegen, bildet ein heilvolles Gegengewicht dazu, wenn sich ein Gefühl von Enge einstellt oder die Angst bedrohliche Szenarien in Ihrem Kopf entstehen lässt. Suchen Sie sich positive Bilder aus, die Ihnen persönlich guttun. Meditieren Sie auf ein solches Bild, anstatt sich einen Krimi im Fernsehen anzusehen. Positive Bilder entspannen den Geist und beruhigen das Nervensystem.

Noch besser ist es, wenn Sie sich auf Ihr eigenes, Ihnen innewohnendes helles Licht konzentrieren. Diese Empfehlung gibt auch Patanjali: „Um Stabilität und Ausrichtung in unserem Geist zu erlangen, können wir uns dem Licht in unserem Herzen zuwenden, das vom Leid unberührt ist" (*Yogasutra* 1.35 – 36). Auch Sie besitzen ein solches Licht. Dieses ist lediglich von der Angst überlagert, aber es ist vorhanden. Es ist in jedem Menschen vorhanden. Auch in Ihnen!

Die folgende Meditation kann Sie darin unterstützen, mit diesem Licht in Kontakt zu kommen.

Licht-Meditation

■ Setzen Sie sich aufrecht hin und schließen Sie die Augen. Gehen Sie mit Ihrer Aufmerksamkeit nach innen, zu Ihrem Herzen.

■ Stellen Sie sich vor, dass es in Ihrem Herzraum ein Licht gibt, das immer unberührt bleibt von allem Leid und von aller Angst. Verbinden Sie sich damit und machen Sie sich bewusst, dass Sie jederzeit Zuflucht dazu nehmen können und das Licht Ihnen Zuversicht und Hoffnung schenkt.

■ Praktizieren Sie diese Meditation so häufig wie möglich, am besten auch vor dem Schlafengehen, sodass Sie mit dem Gefühl einschlafen, in sich einen Ort des Friedens zu haben.

Tipp: Sollten Sie sich schwertun, sich vorzustellen, dass Sie selbst ein solches Licht in sich tragen, dann empfiehlt es sich, die Nähe solcher Menschen aufzusuchen, die hell, fröhlich und lichtvoll auf Sie wirken. Wenn es einen solchen Menschen nicht in Ihrer Nähe gibt, dann lesen Sie Bücher oder hören Sie Belehrungen von solchen Menschen. Auch das entspannt Ihren Geist und beruhigt das Nervensystem.

Handeln Sie!

Yoga ist nichts für den,
der zu viel, noch für den, der zu wenig isst.
Yoga ist weder für den,
der zu viel schläft, noch für den, der zu wenig schläft.
Yoga ist weder für den, der zu viel arbeitet,
noch für den, der zu wenig arbeitet.
Yoga ist der Weg der Mitte.

ANNA RÖCKER

Das *Yogasutra* des Patanjali bietet, obwohl es vor 2500 Jahren geschrieben wurde, auch für uns Menschen in der heutigen Zeit hilfreiche Tipps. Sie zeigen uns, wie wir unseren Körper mithilfe von Asanas, Atemübungen und Meditationen beruhigen können, um besser mit uns selbst und unseren Ängsten klarzukommen. Besonders die niyamas, die erste Stufe auf dem Weg zur inneren Befreiung, können uns „off the mat", dass heißt im Alltag darin unterstützen, unser eigenes Verhalten nachhaltig zu verändern, damit wir in unserer eigenen Entwicklung vorankommen und einen Weg weg von den Ängsten in Richtung Selbstvertrauen und Zuversicht gehen. Das *Yogasutra* gibt uns Impulse, die uns darin unterstützen zu erkennen, was genau uns daran hindert, unsere Ängste zu überwinden. Gleichzeitig stellen sie auch eine große Unterstützung für unser Verhalten und Handeln auf dem spirituellen Weg dar. Sie können uns dabei helfen, unser Verhalten im Alltag zu überprüfen und all die kleinen Handlungen, die unsere Ängste schüren, abzulegen. Dass kann zum Beispiel bedeuten, dass wir uns nicht mehr so viele Krimis und Horrorfilme ansehen, weil diese erwiesenermaßen das Nervensystem negativ erregen und infolgedessen Ängste schüren. Stattdessen ist es heilsamer, sich entspannende Filme anzusehen oder sich mit positiven Bildern zu nähren. Dafür müssen wir im Alltag jedoch ein hohes Maß an Achtsamkeit entwickeln, denn hier verfallen wir häufig in einen Autopiloten und gehen unbewusst durch den Tag, ohne zu realisieren, was uns eigentlich guttut und was nicht.

Bewusst im Alltag handeln

Yoga hat immer auch das Ziel, uns von allem, was uns belastet und nicht guttut, zu reinigen. Dafür hat er zahlreiche Reinigungstechniken entwickelt, die uns dabei helfen, den Geist zu klären und den Körper zu reinigen. Gerade im Umgang mit den eigenen Ängsten ist es hilfreich, wenn wir einen Weg im Alltag aufgezeigt bekommen, der uns darin anleitet, wie wir bewusst handeln und uns von Dunklem, Altem und Belastendem reinigen können. Nur so nämlich lernen wir, Schritt für Schritt Ballast abzuwerfen, um einen Weg aus unserem Leid zu finden. Aber: Gehen können nur wir selbst diesen Weg. Nur wir selbst können bestimmen, ob wir uns mit etwas Positivem beschäftigen oder mit etwas Belastendem. Nur wir selbst entscheiden, was wir denken und wie wir handeln. Neben der Praxis von Asanas und Atemübungen sowie der Meditation mit positiven Bildern empfiehlt es sich, besonders auf eine bewusste und gesunde Ernährung zu achten, denn bereits in den alten Yogaschriften wird der menschliche Körper gerne als „Fahrzeug der Seele" betrachtet. Darum ist es für den Yoga von großer Bedeutung, den Körper respektvoll und sorgsam zu behandeln. Besonders in den Veden, und hier insbesondere im *Ayurveda*, der „Wissenschaft vom Leben", wird beschrieben, womit, wann und wie sich ein Mensch ernähren sollte, um seine Gesundheit zu erhalten und zu einem

Gleichgewicht zwischen Körper, Seele und Geist zu gelangen. Einen gesunden Bezug zum Körper zu bekommen spielt auch im Umgang mit Ängsten eine wichtige Rolle, denn oft schlägt uns die Angst auf den Magen, sodass uns der Appetit vergeht. Oder aber wir sind vor Angst so außer uns, dass wir den Bezug zu unserem Körper verlieren und vergessen, etwas zu essen. Manchmal kann es auch sein, dass wir uns in einer für uns lebensbedrohlichen Situation so von unserem Körper abgespalten haben, dass wir gar kein gesundes Empfinden mehr dafür haben, was uns guttut und was nicht. Dabei kann eine gute, ausgewogene Ernährung uns erden und uns wieder ein Gefühl für unseren Körper geben. Genauso kann eine sinnliche Erfahrung, wie der Geschmack eines scharfen Gewürzes oder der Duft eines köstlichen Tees, uns wieder in die Gegenwart holen. Deshalb ist eine gesunde Ernährung ebenfalls eine hilfreiche Unterstützung im Umgang mit Ängsten.

Eine bewusste Ernährung pflegen

Wie in vielen anderen spirituellen Traditionen haben sich auch im Yoga im Umgang mit dem Körper und in der Ernährung verschiedene Meinungen gebildet. Einige davon lehnen den Konsum von Fleisch, Zucker, Zwiebeln und Knoblauch vollkommen ab. Wieder andere gehen sogar so weit, dass sie vollkommen auf den Konsum von tierischen Produkten verzichten und vegan leben. Doch nicht für jeden ist eine derart radikale Ernährung gesund. Manche Menschen schaden sich damit eher, weil es zu einem Mangel an wichtigen Vitaminen kommt und sie dadurch eher krank werden und infolgedessen die eigenen Ängste wieder schüren. Einige Ärzte kritisieren diesen Trend, denn sie haben mehr kranke Veganer in ihren Sprechstunden als solche Menschen, die ab und zu ein Stück Fleisch essen. Deshalb betonen manche Yogalehrer auch, wie wichtig eine individuelle Beratung bei Ernährungsfragen ist, denn es kommt in erster Linie – wie bei allem im Yoga – auf die Geisteshaltung an. Was dem einen Menschen schadet, kann für den anderen Organismus eine wertvolle Ergänzung sein. Deshalb sollte man auch nicht blind den Vorschriften eines Yoga- oder Ernährungstrends folgen, sondern immer wieder für sich selbst – oder mithilfe eines ausgewiesenen Ernährungsexperten – überprüfen, was dem eigenen Körper guttut und was ihm schadet. Wichtig ist jedoch, dass die Ernährung dem Körper die nötige Energie liefert.

Drei Gunas – Qualitäten der Nahrungsmittel

Der Yoga rät für die Balance zwischen Körper, Seele und Geist, leicht verdauliche und gut bekömmliche Nahrung zu sich zu nehmen und das zu vermeiden, was für den Körper schädlich ist. Übrigens wirkt sich nach Ansicht des Yoga die Qualität der Nahrungsmittel maßgeblich auf den Geist aus. Deshalb sollte man auf die Eigenschaften der Lebensmittel, die sogenannten *Gunas*, achten. Unterschieden werden drei Arten von Nahrungsmitteln: *rajasische*, damit gemeint sind anregende Lebensmittel; *tamasische*, dies kennzeichnet ermüdende Lebensmittel; und *sattvische*, das heißt reine Lebensmittel.

Zu den rajasischen Lebensmitteln zählen unter anderem industrialisierte Nahrungsmittel wie Weißmehl, Zucker, aber auch Zwiebeln, Knoblauch, Kaffee, Tee, Tabak, stark gewürzte und gesalzene Speisen sowie Fertiggerichte und Snacks. Rajasische Nahrungsmittel veranlassen den Mensch zu nervösen Handlungen und machen den Geist unruhig. Wer sich rajasisch ernährt, fügt dem Körper sozusagen Brennstoff für die eigenen Ängste hinzu. Auch wenn Schokolade im ersten Moment beruhigt, so schadet sie dem Organismus langfristig und schürt die Ängste über den Körper.

Als *tamasisch* wird alles Dunkle, Träge und Schwere bezeichnet. Zu tamasischen Lebensmitteln zählt alles Schwerverdauliche, Denaturierte und Zerkochte, wie zum Beispiel Fleisch, Fisch, Eier, Lebensmittel in Konserven. Auch Alkohol und Drogen fallen unter diese Kategorie sowie fermentierte, angebrannte, gebratene, mehrfach aufgewärmte Lebensmittel. Tamasische Nahrung macht einen Menschen nicht nur träge, faul und lethargisch, sondern sie schadet auch dem Nervensystem und schürt darüber die Ängste.

Zu den sattvischen Lebensmitteln zählt alles Leichte, Wohlbekömmliche und Reine, wie zum Beispiel frisches Obst und Gemüse, Vollgetreide, Nüsse und Samen. Durch diese Ernährung wird der Mensch vital und der Geist rein und ruhig. Sie führt dem Körper Energie zu, anstatt ihn unnötig zu belasten.

Beruhigende Getränke

Für unser geistiges Wohlbefinden und unsere körperliche Gesundheit ist es sehr wichtig, dass wir viel Flüssigkeit zu uns nehmen. Flüssigkeit ist jedoch nicht gleich Flüssigkeit. Statt fünf Tassen Kaffee empfiehlt man hier Tee oder noch besser heißes Wasser. Im Ayurveda wird sogar dazu geraten, sehr viel heißes Wasser zu trinken. Man geht davon aus, dass Wasser eine reinigende Wirkung hat, da es den Körper mit Lebensenergie versorgt und ihn von alten Giftstoffen befreit. Wasser reguliert darüber hinaus alle Vorgänge im Körper und unterstützt ihn darin, die Nährstoffe des Essens aufzunehmen. Ohne Wasser könnte der Darm die Nahrung zum Beispiel nicht zerlegen. Dies ist besonders bei vollwertiger Nahrung mit vielen Ballaststoffen wichtig, denn erst wenn der Darm ausreichend mit Wasser versorgt wird, kann er die Nahrung aufweichen, damit sie die Nährstoffe abgibt. Allerdings sollte man während des Essens selbst kein Wasser trinken, sondern frühestens eine halbe Stunde danach, und auch 20 Minuten vor dem Essen kein Wasser trinken. Besonders gesund ist heißes Wasser, wenn es kurz abgekocht wird. Unter anderem regt es die Verdauung an und reduziert die Übersäuerung im Körper. Es wird empfohlen, regelmäßig über den ganzen Tag verteilt in kleineren Mengen heißes Wasser zu trinken. Es reinigt die Organe, hält den Körper elastisch und sorgt darüber hinaus auch für psychisches Wohlempfinden. Es wird zum Verzehr von mindestens zwei Liter täglich geraten. Schwangere und stillende Frauen sollen noch mehr Flüssigkeit zu sich nehmen. Menschen, denen es schwerfällt, viel zu trinken, sollten versuchen, über den Tag verteilt immer kleine Mengen an Wasser zu sich zu nehmen. Ist Ihnen heißes Wasser zu langweilig, empfiehlt sich eine Tasse köstlicher Gewürz- oder Kräutertee, die genauso erfrischen kann wie Kaffee. Besonders empfehlenswert sind indische beziehungsweise ayurvedische Gewürztees. Für die Inder sind Gewürze viel mehr als nur reine Geschmacksverstärker. Sie sehen darin Heilmittel.

Tipp: Versuchen Sie doch einmal, eine gegenwärtige Angst über den Genuss eines köstlichen Kräutertees oder eines Smoothies zu überwinden. Genießen Sie mit allen Sinnen das Getränk. Riechen Sie die frischen Kräuter, die im Tee sind, oder lassen Sie sich den frisch gepressten Saft auf Ihrer Zunge zergehen und versuchen Sie herauszufinden, welche verschiedenen Obstsorten und Gewürze in dem Getränk enthalten sind. Genießen Sie achtsam Schluck für Schluck. Je intensiver Sie sich auf die Erfahrung einlassen, desto eher werden Sie erkennen, dass auch Ängste flüchtig sind und vergehen, wenn Sie Ihre Achtsamkeit auf etwas anderes lenken.

Worauf Sie achten sollten

Um eine gesunde Ernährung optimal zu nutzen, sollten Sie auf folgende Punkte achten:

- Denken Sie daran, dass Ihre Ernährung Ihre Gesundheit fördert.

- Bereiten Sie nach Möglichkeit die Mahlzeiten bewusst zu. Seien Sie mit Ihrer ganzen Aufmerksamkeit bei der Essenszubereitung und verlieren Sie sich währenddessen nicht in angstvollen Gedanken.

- Versuchen Sie nach Möglichkeit, mit Ihrer ganzen Aufmerksamkeit beim Essen zu bleiben und nichts anderes zu tun. Das heißt, dass Sie dabei keine Zeitung lesen, fernsehen oder etwas anderes tun sollten.

- Essen Sie langsam und achtsam und achten Sie dabei auf Ihre Gedanken.

- Versuchen Sie nach Möglichkeit, frische Lebensmittel zu sich zu nehmen und diese aus dem Bioladen oder Reformhaus zu beziehen.

- Achten Sie darauf, dass Sie Qualität zu sich nehmen, statt Quantität zu konsumieren.

- Trinken Sie nach Möglichkeit über den Tag verteilt täglich bis zu 2 Liter Flüssigkeit – am besten heißes abgekochtes Wasser.

Auch hier gilt: Ein Gramm Praxis ist mehr wert als ein Zentner Theorie. Natürlich werden Sie nicht von heute auf morgen zum „Yogi" werden. Aber: jedes Glas Wein, das Sie durch eine Tasse Tee ersetzen, ist ein kleiner aber feiner Schritt in Richtung selbstbestimmtes Leben. Und natürlich wird es auch dann, wenn Sie sich gesund ernähren, möglicherweise immer wieder Tage geben, an denen Ihre kleinen Sorgen und belastenden Ängste Sie so sehr in den Klauen halten, dass Sie das Gefühl haben, ihre Ängste weder überwinden noch besiegen zu können. Geben Sie den Kampf gegen die Ängste auf und machen Sie diese zu Ihren Freunden. Richten Sie ein Gedeck mehr aus an Ihrem Esstisch und stellen Sie sich vor, dass Ihre Ängste mit am Tisch Platz nehmen. Tun Sie es dem König gleich:

Ein König versprach seinem Volk, dass er das Land seiner Feinde erobern und diese vernichten werde. Das solle auch dem Volk zugutekommen. Kurze Zeit später kam das Gerücht auf, dass man den König zusammen mit seinen Feinden an einem Tisch sitzen gesehen hätte. Im Volk kam es zum Aufruhr und es forderte vom König, dass er sein Versprechen einhalten und mit seinen Truppen in den Kampf ziehen solle. „Was habe ich euch versprochen?", rief der König den Menschen zu. Das Volk antwortete: „Unsere Feinde zu vernichten!" Da antwortete der König mit erhobenem Haupt: „Ich habe mit unseren Feinden an einer Tafel gesessen. Ich habe mit ihnen gegessen, gelacht und getanzt. Ich habe mein Versprechen gehalten und sie vernichtet, indem ich sie zu unseren Freunden gemacht habe!"

Frieden mit dem zu schließen, was uns sorgt und ängstigt, ist ein wichtiger Schritt in ein selbstbestimmtes Leben voller Vertrauen. Bei allen diesen kleinen und großen Schritten wünsche ich Ihnen mit einem Lächeln auf den Lippen viel Glück, Mut und Zuversicht!

Angeleitete Übungen zur Beruhigung des Geistes (CD)

Auf der beiliegenden CD sind drei angeleitete Übungen, die Sie darin unterstützen, Ihren Körper zu entspannen, Ihre Atmung zu vertiefen und sich von alten hinderlichen Glaubenssätzen zu befreien.

Der Body Scan ist eine Achtsamkeitsmeditation, bei der Sie systematisch durch den ganzen Körper geführt werden und sich dabei achtsam, also wertfrei und beobachtend, auf die einzelnen Regionen des Körpers konzentrieren. Forschungen haben gezeigt, dass diese Übung, wenn sie über einen Zeitraum von acht Wochen regelmäßig gemacht wird, wesentlich zur Entspannung beiträgt. Mit der zweiten Übung, *Zuversicht entwickeln,* lernen Sie, wie Sie sich von einem alten, störenden Glaubenssatz befreien können. Auch bei dieser Übung geht es um eine Achtsamkeitsumlenkung: weg von den negativen Gedanken und Ängsten vor einer ungewissen Zukunft, hin zu einer zuversichtlichen Gegenwart.

Bei der dritten Übung, *Durch Energielenkung den Geist entspannen,* lenken Sie, Ihren Geist weg von negativen Gedanken hin zu einer bewussten Wahrnehmung von Armen und Beinen. Sollten auch Sie vor lauter Angst nicht schlafen können, empfiehlt sich eine der hier aufgeführten Übungen um wieder in den gegenwärtigen Moment zu kommen. Mit jedem Mal, wenn Sie die CD hören, werden sich Ihr Körper und Ihr Geist immer schneller entspannen, wenn er die Anleitung hört. Deshalb gilt auch hier: Bleiben Sie dran!

Dank

Frau Dr. Michaela K. möchte ich für ihre Achtsamkeit und Präsenz bei ihrer Arbeit danken. Durch sie habe ich gelernt, wie heilend positive innere Bilder wirken können. Es war ein langer Prozess, denn ich musste diese Wahrheit tausendmal hören, bevor sie für mich Wirklichkeit wurde.

Sara Tamburini möchte ich dafür danken, dass sie uns als Model zur Verfügung gestanden hat. Trotz winterlicher Temperaturen blieb sie professionell, entspannt und locker.

Monika Jünemann danke ich für die Realisierung dieses Projektes.

Dr. Katja K. danke ich für ihre fachliche Beratung bei diesem Buch.

Dem Yoga und den vielen Yogalehrern und buddhistischen Lehrern, insbesondere Jack Kornfield, dem Dalai Lama, James Baraz, Thich Nhat Hanh und Rick Hanson, danke ich für die hilfreichen Techniken, die mich darin unterstützt haben, meinen eigenen Geist besser kennenzulernen.

Über die Autorin

Doris Iding lebt und arbeitet als Autorin, Seminarleiterin zum Thema Yoga, Achtsamkeit und Kreatives Schreiben sowie als Dozentin bei Yogalehrerausbildungen zum Thema Yogaphilosophie.

Ihr besonderes Interesse liegt in der Vermittlung eines neuen Bewusstseins, bei dem der Mensch nicht mehr dogmatisch festhält an alten Traditionen und Lehren, sondern sich für ein Bewusstsein öffnet, in dem er sich als Teil eines Bewusstseins erfährt, bei dem alles miteinander verbunden ist.

Weitere Infos unter: www.doris-iding.de

Literatur

Bandelow, Borwin: *Das Angstbuch – Woher Ängste kommen und wie man sie bekämpfen kann.* Reinbek b. Hamburg: Rowohlt-Taschenbuchverlag, 7. Aufl. 2009.

Batchelor, Martine: *Innere Grenzen sprengen – Verhaltensmuster verändern und Gewohnheiten loslassen.* München: Knaur MensSana, 2009.

Chödrön, Pema: *Geh an die Orte, die du fürchtest.* Freiamt: Arbor Verlag, 2002.

Emerson, David: *Trauma-Yoga – Heilung durch sorgsame Körperarbeit. Mit Vorw. von Peter A. Levine und Stephen Cope.* Lichtenau: Probst, 2012.

Germer, Christoph, Kristin Neff & Britta Hölzel: *Achtsames Selbstmitgefühl – Wie man sich von destruktiven Gedanken und Gefühlen befreit.* Freiamt: Arbor, 2012.

Hanson, Rick & Richard Mendius; *Meditationen, um das Gehirn zu verändern – Wie wir unsere Nervenbahnen neu verdrahten.* Oberstdorf: Windpferd Verlag, 2009.

Heitel, Mohani: *Die heilenden Klänge der Mantras.* München: Südwest Verlag, 2007.

Iding, Doris: *Alles ist Yoga – Weisheitsgeschichten aus dem Yoga.* Darmstadt: Schirner, 2010.

Iding, Doris: *Die Angst, der Buddha und ich.* München: Nymphenburger, 2013.

Iding, Doris: *Barfuß Schritt für Schritt.* Oberstdorf: Windpferd Verlag, 2013.

Iding, Doris: *Der kleine Achtsamkeitscoach.* München: Gräfe und Unzer, 2012.

Kornfield, Jack: *Das weise Herz.* München: Goldmann, 2008.

Ott, Ulrich: *Yoga für Skeptiker – Ein Neurowissenschaftler erklärt die uralte Weisheitslehre.* München: O.W.Barth Verlag, 2013.

Ray, A. Reginald: *Die Intelligenz des Körpers – Buddhistisch inspirierte Körperarbeit als Schlüssel zur Heilung und Selbstverwirklichung.* Oberstdorf: Windpferd Verlag, 2010.

Skuban, Ralph: *Patanjalis Yogasutra – Der Königsweg zu einem weisen Leben.* München: Arkana Verlag, 2011.

Trökes, Anna: *Yoga – Kraft für die Seele.* München: Gräfe und Unter, 2005.

Weiser, Regina: *Mit Yoga Lebensängste bewältigen.* Ostfildern: Patmos Verlag, 2012.

Quellenverzeichnis

[1] Interview mit Prof. Bandelow für *Yoga aktuell*, Nr. 56

[2] Iding, *Die Angst, der Buddha und ich*

[3] Hüther, 2011, (2011), CD-Beilage zum Buch: Diegelmann, C./Isermann, M.: Kraft in der Krise, Resourcen gegen die Angst, Klett-Cotta, Stuttgart, 2. Auflage

[4] Ott, *Meditation für Skeptiker*

[5] *Geist und Gehirn.* Nr. 11/2013, S. 39

[6] *Geist und Gehirn.* Nr. 11/2013, S. 38

Yoga & Ayurveda

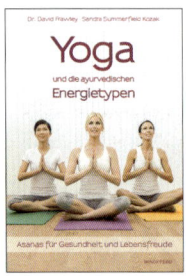

Dr. David Frawley
Sandra Summerfield Kozak
Yoga und die ayurvedischen
Energietypen
ISBN 978-3-86410-082-6

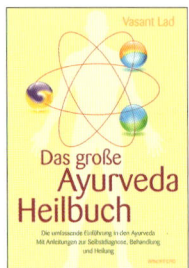

Vasant Lad
Das große Ayurveda-Heilbuch
ISBN 978-3-86410-014-7

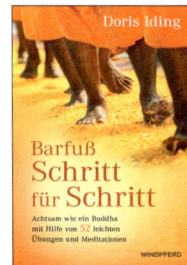

Doris Iding
Barfuß Schritt für Schritt
ISBN 978-3-86410-051-2

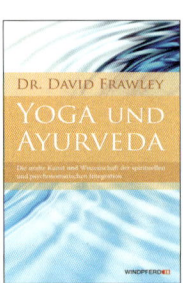

Dr. David Frawley
Yoga und Ayurveda
ISBN 978-3-89385-612-1

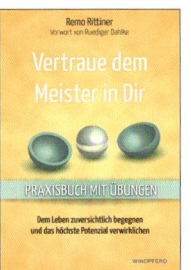

Remo Rittiner
Vertraue dem Meister in Dir
ISBN 978-3-86410-050-5

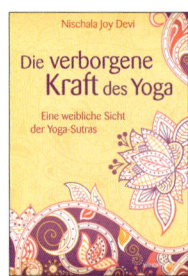

Nischala Joy Devi
Die verborgene Kraft des Yoga
ISBN 978-3-86410-008-6

Yoga & Entspannung

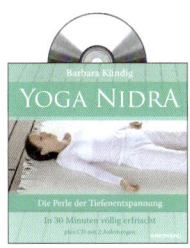

Barbara Kündig
Yoga Nidra
ISBN 978-3-89385-637-4

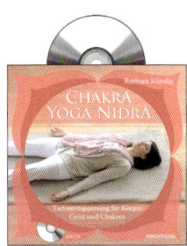

Barbara Kündig
Chakra Yoga Nidra
ISBN 978-3-86410-081-9

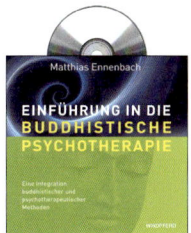

Matthias Ennenbach
Einführung in die Buddhistische
Psychotherapie
ISBN 978-3-86410-021-5

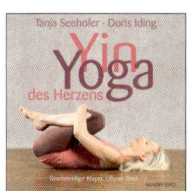

Tanja Seehofer · Doris Iding
Yin Yoga des Herzens
ISBN 978-3-86410-068-0

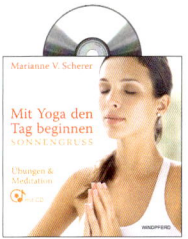

Marianne V. Scherer
Mit Yoga den Tag beginnen
ISBN 978-3-86410-003-1

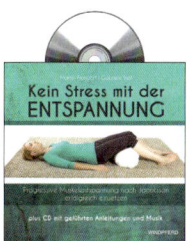

Martin Frondorf · Gabriele Veit
Kin Stress mit der Entspannung
ISBN 978-3-86410-053-6

www.windpferd.de